イラスト
健康増進科学概論
-運動・栄養・休養-

第2版

今村 裕行　沖嶋 今日太　角南 良幸
西村 千尋　濵田 繁雄　森脇 千夏　　著
諸江 健二　山内 洋一　吉村 良孝

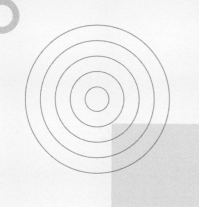

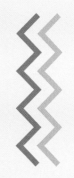

東京教学社

·············· 著者紹介（五十音順）··············

今村　裕行（いまむら　ひろゆき）　（長崎国際大学健康管理学部　教授）

沖嶋　今日太（おきしま　きょうた）　（姫路獨協大学医療保健学部　教授）

角南　良幸（すなみ　よしゆき）　（福岡女学院大学人間関係学部　教授）

西村　千尋（にしむら　ちひろ）　（伊仙町役場健康増進課）

濵田　繁雄（はまだ　しげお）　（大阪芸術大学短期大学部　教授）

森脇　千夏（もりわき　ちなつ）　（中村学園大学短期大学部　教授）

諸江　健二（もろえ　けんじ）　（アンジェ心療クリニック　院長）

山内　洋一（やまうち　よういち）　（崇城大学総合教育　元教授）

吉村　良孝（よしむら　よしたか）　（別府大学食物栄養科学部　教授）

イラスト：梅本　昇
表紙デザイン：Othello

まえがき

　近年，我が国においては過食，運動不足，肥満，過労，喫煙，多量飲酒，さらには過度なストレスなど，日常の悪しき生活習慣に起因する生活習慣病が問題視され，生活習慣における行動変容とそれを支援する健康教育が重視されるようになった.

　国民の健康の増進，生活の質の向上および食料の安定供給を確保するために，文部科学省，厚生労働省および農林水産省の3省が合同して，2000年に10項目からなる「食生活指針」を策定した. いずれも我が国の食生活に関わる問題点を改善するために，具体的な実践を進めていく手だての1つとして策定されたものである. また厚生労働省は「1に運動，2に食事，しっかり禁煙，最後にクスリ」の標語のもとに，運動を重視した生活習慣病対策をすすめ，「健康づくりのための運動基準2006～身体活動・運動・体力～」を発表した. しかし身体活動（運動と生活活動を含む）全体に着目することの重要性から，その名称を「運動基準」から「身体活動基準」に改め，「健康づくりのための身体活動基準2013」を発表し，それをもとに「健康づくりのための身体活動指針（アクティブガイド）」も示された.

　このような社会の流れを背景として，本書は次の編集方針のもとに執筆された.

(1) 運動と栄養を中心とした健康増進科学に初めて足を踏み込もうという学生が使用することを念頭に置き，理解を助ける目的で数多くのイラストや図表を使用した.

(2) 健康づくりのための運動と栄養について，その理論と実際とを記述した.

(3) 運動生理学・栄養学の基礎的な理論はもとより，近年話題になっているメタボリックシンドロームの運動・食事療法も示した.

　本書の不備な点については，ご批判を賜るようお願い申し上げる次第である. 特に，学生の視点に立ったご助言がいただければ幸いである.

　本書が，健康づくりを目指す方々にとって少しでもお役に立てば著者らの望外の喜びである.

　本書の企画・出版に際し，終始温かい励ましとご助言を頂いた東京教学社社長鳥飼好男氏に深謝いたします.

2007年　冬

著者一同

CONTENTS

第3章　健 康 運 動 の 実 際

第4章　健 康 の た め の 栄 養

CONTENTS

第5章 嗜好品と健康

第6章 メタボリックシンドロームの運動・食事療法

第7章 精 神 的 ス ト レ ス と 運 動

資料 も っ と 知 り た い 人 の た め に

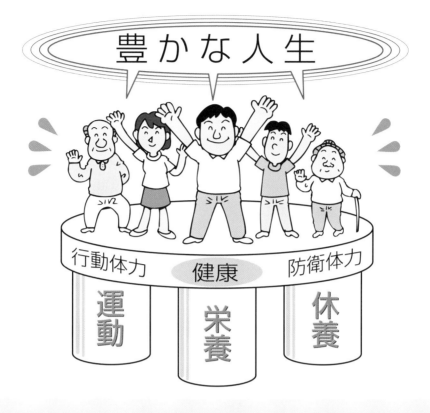

豊かな人生

行動体力　健康　防衛体力

運動　栄養　休養

第 1 章
健 康 と は

　日本国憲法の第25条にも示されているように，私たちは健康で文化的な最低限度の生活を営む権利を有しています．2000年度からは「21世紀における国民健康づくり運動（健康日本21）」が推進され，さらにそれを法的に支える「健康増進法」も制定されました．

　日常生活においても，テレビ番組，健康雑誌，健康器具などで健康に関する情報があふれており，私たち国民の関心の深さをうかがうことができます．

　このような状況の中，高齢化社会を迎えている我が国において，個人の価値観や健康のとらえ方も多様化しているのが現状です．

　そこで，この章では，

　　1▷ 健康のとらえ方

　　2▷ 死因の変化

　　3▷ 健康づくりはどのように行われてきたのだろう

　　4▷ 発育・発達と老化

　　5▷ 現代社会がかかえる健康の課題

　の順に説明します．

1 ▷ 健康のとらえ方

ひとくちに健康といっても，そのとらえ方は時代によってさまざまである．ここでは，古代，近代，現代，そしてこれからの健康のとらえ方について述べていく．

1 これまでの健康

人類は古代より病気を忌み嫌い，死からできるだけ遠ざかろうと努力してきた．つまりは，病気でないことが健康であり，健康は病気や死と対極にある状態であった．健康な身体でなければ，狩猟に出かけ食料となる獲物を得ることができないし，作物の収穫もままならなかったであろう．また，病気になれば，祈祷により病魔退散，健康回復を願う習慣もあった．

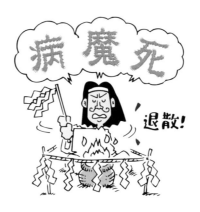

近代になると，WHO（世界保健機関）がその憲章の前文で健康を次のように定義した．「健康とは，単に病気でない，あるいは虚弱でないことだけでなく，身体的，精神的，そして社会的に完全に良好な状態である（Health is a state of complete physical, mental, and social well-being, not merely the absence of disease or infirmity.）」

つまり健康について，個人を全体的にとらえたことにより，これまでより一歩進んだ定義になった．

しかしながら，「身体的，精神的，社会的に完全に良好な状態」を健康と定義した場合，現実的にはほとんどの人が不健康となってしまう恐れがある．特に，障害をもった人の健康はありえないということになる．

2 健康増進と健康教育が展開されている現代

健康の保持増進のためには，個人に対する教育面での支援と，環境面での支援を組み合わせて行うヘルスプロモーションが重要視されている．ヘルスプロモーションという考え方は，WHO が 1986 年のオタワ憲章において提唱した新しい健康観に基づく 21 世紀の健

康戦略で,「人々が自らの健康をコントロールし, 改善することができるようにするプロセス」と定義されている. 住民主体の取り組みとその環境づくりを2本の柱としている. また, これまでは健康を最終目標として掲げていたのに対し, ここでは豊かな人生 (Quality of Life (QOL):生活の質, 人生の質) を最終目標に掲げ, 健康は資源・基盤であると位置づけている. 現在では, この考え方に基づき世界各国で健康政策が展開されている.

3 QOLから考えるこれからの健康

感染症による死亡が減少し, 生活習慣病に起因する慢性疾患が主な死因となる社会では, 完全な回復や治癒が望めない場合も多々あるのが現実である. また, 病気や障害をもちながらも充実した人生を送る人がいることも事実であり, このような人を健康でないというには疑問も生じてくる.

「健康は, それ自体は人生における最高の花ではない. しかし, それは最高の花を咲かせる土壌である」といわれているように, これからの健康はその人の生き方や価値観と関連するものであるといえる. すなわち, QOL の観点から健康をとらえると, 高齢者や障害者など誰にとっても健康は獲得しうるものなのである.

2▷ 死因の変化

1 平均寿命と死亡率

健康の指標としてよく使われるものが, 平均寿命と死亡率である. 平均寿命とは, 0歳児の平均余命のことである. 平均余命とは, 各年齢の者が平均してあと何年生きられるかを示す指標である. 従って, 平均寿命とは, 今生まれた子があと何年生きられるかという予測値である.

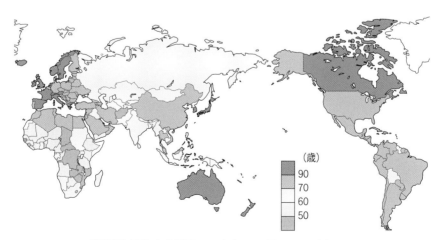

(歳)
90
70
60
50

図1-1 平均寿命世界マップ (178 ヵ国, 2010 年)
(「社会実情データ図録」の HP (http://www2.ttcn.ne.jp/honkawa/index.html) より引用)

　過去低い水準にとどまっていた日本人の平均寿命は急速な伸びを見せ，現在では世界一の長寿国となった．この要因としては，乳児死亡率の大幅な低下と中高年の死亡率の低下があげられている．

　しかしながら，図1-1に示すように，アフリカには平均寿命が50歳に満たない国も多く，中には40歳に満たない国も存在するのが現状である．

2 江戸時代の寿命

　飛騨高山地方の寺の過去帳によると，1771年から1870年までの100年間の平均寿命は男性27.8歳，女性28.7歳であった．これは病気で死亡する乳幼児が多かったためである（図1-2）．

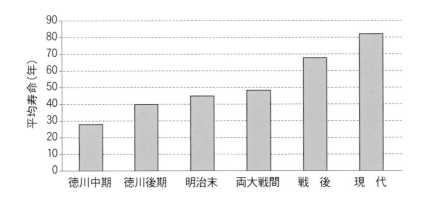

図1-2 平均寿命の延び
（酒井シズ「病が語る日本史」講談社，鬼頭宏「人口で見る日本史」PHP研究所より引用・改変）

3 「うつる病気」から「つくられる病気」へ

　終戦後の日本人の死因は，1位が「結核」，2位が「脳血管疾患」，3位が「がん」であった．当時は公衆衛生面の整備が不十分であったために，結核や赤痢などの感染症で死亡する者が多かった．このような感染症が脅威となっていた時代は，個人の力での解決などとうてい無理なことであり，上下水道の整備や患者の隔離など社会的な対策が大きな意味を持っていた．その後，保健医療体制の充実によって死亡率が低下し，我が国は世界一の長寿国となった．しかしながら現在の3大死因は，1位が「がん」，2位が「心疾患」，3位が「脳血管疾患」（図1-3）であり，過食，運動不足，肥満，過労，喫煙，多量飲酒，さらには過度なストレスなど，日常の悪しき生活習慣に起因する**生活習慣病**が問題となっている．すなわち，疾病構造は「うつる病気」から「つくられる病気」へと様変わりしており，生活習慣における行動変容とそれを支援する健康教育が重視されている．

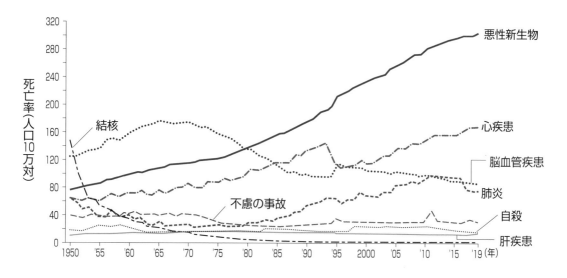

資料：厚生労働省「人口動態統計」（令和元年は概数である）
注　死因分類は ICD-10（2013 年版）準拠（平成 29 年適用）による．
　なお，平成 6 年までは ICD-9 による．

図1-3 主な死因別にみた死亡率の年次推移

3▷ 健康づくりはどのように行われてきたのだろう

1 健康づくりのこれまで

　1978 年の第 1 次国民健康づくり対策に続いて，1988 年に第 2 次国民健康づくり対策であるアクティブ 80 ヘルスプランが策定された．続いて，WHO が提唱するヘルスプロモーションの理念に基づいた健康日本 21 が，第 3 次計画として 2000 年から実施された（表1-1）．第 1 次，第 2 次計画がスローガン中心だったのに対し，健康日本 21 の特徴は，科学的根拠に基づく今後 10 年間の実現目標値を設定したこと（表 1-2），地域，職場，学校といった諸機関，諸分野が協働すること，そして住民参画を重要視していることである（図1-4）．また，その目標として，46 〜 64 歳で死ぬ早世の予防と健康寿命の延伸を掲げた．2013 年度には全面改正され「健康日本 21（第 2 次）」がスタートし，健康格差の縮小などが新たに盛り込まれている．

表1-1 国民健康づくり対策の特徴

政　　　策	策定年	特　　　徴
第1次国民健康づくり対策	1978年	疾病対策から積極的な健康増進へ
アクティブ80ヘルスプラン	1988年	第1次予防の重視 健康増進の3本柱（運動・栄養・休養）を示す
健康日本21	2000年	具体的数値目標の設置 住民の参画（市民協働）
健康日本21（第2次）	2013年	健康寿命の延伸と健康格差の縮小 生活習慣病の発症予防と重症化予防の徹底 社会生活を営むために必要な機能の維持及び向上 健康を支え，守るための社会環境の整備 生活習慣及び社会環境の改善

表1-2「健康日本21（第2次）」で示されている主な数値目標

運動・身体運動

・日常生活における歩数の増加
　（現状：男性7841歩，女性6883歩 →目標：男性9000歩，女性8500歩）
・運動習慣者の割合の増加（現状：男性26.3%，女性22.9% →目標：男性36%，女性33%）

栄養・食生活

・主食・主菜・副菜を組み合わせた食事が1日2回以上の日がほぼ毎日の者の割合の増加
　（現状：68.1% →目標：80%）
・食塩摂取量の減少（現状：10.6g →目標：8g）

休養

・睡眠による休養を十分にとれていない者の割合の減少（現状：18.4% →目標：15%）
・週労働時間60時間以上の雇用者の割合の減少（現状：9.3% →目標：5.0%）

(厚生労働省告示第四百三十号より抜粋)

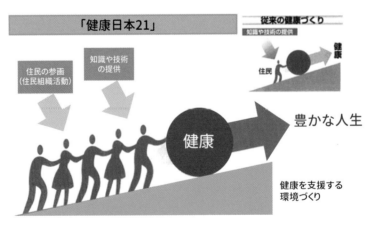

図1-4「健康日本21」の概念図
（「健康日本21」リーフレット「健康日本21って何？」より引用）

2 健康づくりの3本柱 ―運動・栄養・休養―

　先に述べたアクティブ80ヘルスプランにおいて，健康増進の3要素として，運動，栄養，

休養が示された．病気などの早期発見・早期治療を目的とした第2次予防から，健康の増進や発病予防の第1次予防がより重要視され，運動，栄養，休養の面において，健康的な生活習慣を獲得することが求められている．

運動においては「健康づくりのための身体活動基準2013」が示され，それをもとに「健康づくりのための身体活動指針（アクティブガイド）」も設けられた．

栄養においては，「日本人の食事摂取基準（2020）」が示された．その特徴は，更なる高齢化の進展を踏まえ，高齢者の低栄養予防などを視野に入れて策定されていることである．

休養においては，「積極的休養」と「消極的休養」が示されている．前者はオフィスで事務的な仕事に従事する人などの精神的疲労に対して有効であり，スポーツや旅行などを楽しむことにより気分転換を行う休養法である．後者はスポーツ選手や大工仕事など身体を酷使する人などの身体的疲労の解消に有効であり，栄養を補給し，身体をゆっくり休める休養法である．ストレスの多い社会においては，前者の積極的休養が重要視され，日常生活からの逸脱，すなわち日頃のマンネリ化を打破し，心身のリフレッシュを図ることが，健康の維持・増進に有効である．

このような気分の変化はProfile of Mood States（POMS）というテストで測定されている．このテストは「緊張」，「抑うつ」，「怒り」，「活気」，「疲労」，「情緒混乱」の6つの項目で，自分の気分に近いものをそれぞれ5段階の中から選ぶ心理テストであり，ストレス状態を把握する方法として競技スポーツ場面や健康増進場面で使用されている．図1-5に示すように，シーカヤックを体験することによって，参加者の「疲労」は変わらなかったものの，「緊張」「抑うつ」「怒り」「情緒混乱」といったネガティブな因子が低下し，「活気」が高くなるという積極的休養効果が確認された．

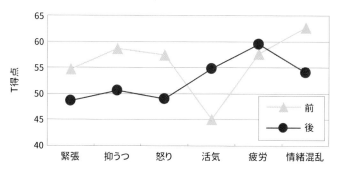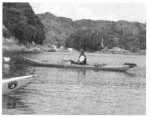

図1-5 積極的休養（シーカヤック体験）の心理的効果
（西村千尋「九十九島におけるシーカヤックツアーが参加者の心理状態に及ぼす影響について」長崎県立大学論集）

これからの健康づくりにおいては，QOLを重視した取り組みが望まれることから，心豊かな人生を送るために，運動・栄養・休養の3本柱に教養（歴史・文化）と環境を加えるなどの考え方も提案されている．

3 健康と体力

　体力科学の領域では，「体力とは行動や生存の基礎となる身体的能力のことである」と定義されている．体力はさらに，跳んだり，投げたり，走ったりする行動の基礎になる身体能力を行動体力とし，命を守り，これを維持するための身体能力を防衛体力として大別することができる（図 1-6）．

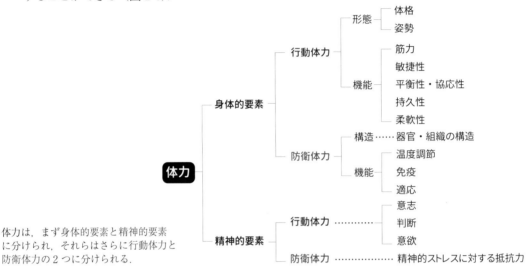

体力は，まず身体的要素と精神的要素に分けられ，それらはさらに行動体力と防衛体力の 2 つに分けられる．

図1-6 体力の分類
（朝山正己他「イラスト運動生理学」東京教学社より引用・改変）

> 　「ハンマー投げの金メダリスト室伏広治選手と，マラソンの金メダリスト野口みずき選手とではどちらが，体力があるか？」という，質問をされたらあなたはなんと答えるだろうか．室伏選手と答えた人は，体力を筋力・パワーと考えている人だろう．一方，小柄な野口選手と考えた人は，体力を筋持久力・スタミナと考えた人だろう．

　行動体力は，スポーツの記録・戦闘能力・労働力など人間の行動に直接関係する体力であり，狭義の体力とも呼ばれている．これに対して防衛体力は，種々のストレス・環境変化・病気の原因などに対して抵抗し，あるいはそれに適応する能力のことである．この行動体力と防衛体力を含めた能力のことを広義の体力と呼んでいる．

　行動体力は，筋・神経機能と特に密接に関係しており，**全身持久力**は呼吸循環機能と深く関係している．これに対して防衛体力は，自律神経系と内分泌系・免疫という生体調節系が主役を演じている．

　体力には精神的要素も含まれている．本来人間の身体と精神は一体をなすものであるという考え方である．行動体力の中の精神的要素は，目的意識を持ち・やる気を起こし・正確な見極めを行うなど人間の心の行動に直接関係する能力のことである．防衛体力の中の精神的要素は，生活環境や体調の変化により心にストレスがかかったとき，それに抵抗，あるいは適応・順応し内部環境を一定に保つ能力のことである．

4▷ 発育・発達と老化

　成長に伴って，身体の機能や能力は向上する．形態面での変化を発育，機能の伸びを発達という．また，加齢に伴う身体の機能や能力の低下は老化といわれている．

1 ライフステージと健康

　我々の生活は，年齢によっておおよそのパターンに分類することができる．つまり，誕生，保育，就学，就職，老後といったそれぞれの段階で健康に関する要因が変わることもあり，ライフステージにあわせた健康づくりが求められる．

　女性の骨密度（こつみつど）を例にあげると，まず初潮を迎える2〜3年前から骨密度の急速な増大が見られる．その後，成人に至るまで，骨密度は増加を続け，その後徐々に低下をしていくが，閉経期に至ると急激に低下する（図1-7）.

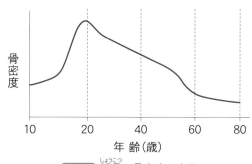

図1-7 踵骨（しょうこつ）の骨密度の変化

　このように，骨粗鬆症（こつそしょうしょう）の予防をライフステージごとに考えると，幼少期から青年期に至るまで，望ましい運動習慣と食習慣により骨密度を高める必要がある．続く成人期においては，最大骨量を高めておく必要があり，壮年期においては骨密度の低下率を抑える必要がある．つまり，生涯にわたって骨の健康づくりを行うことが必要とされているのである．

2 発育・発達と健康

　身体の各器官の発達は，一様に生じるものではない．スキャモンは，これを一般型・神経型・生殖型・リンパ型の4つに分類している（図1-8）.

　一般型には，運動に関する器官が多く属し，筋，骨，血管，内臓などが含まれる．出生時，急速に発達し（第1次性徴期），その後，緩やかに増加し，思春期になると再び急速に発育し（第2次性徴期），成熟のレベルに達する．

　神経型には，脳，脊髄，視覚器が含まれる．神経細胞は，生後，分裂・増殖しないために，幼少期には成熟期の9割のレベルまでに達する．

　生殖型には，卵巣，精巣などの生殖器が含まれる．思春期に急速に発育し，体力，運動

能力の性差が明確になる.

　リンパ型には，胸腺，リンパ節などが含まれている．10歳過ぎには成熟レベルの2倍近くにまで至り，その後縮小し成熟レベルになる．これは，リンパ型の臓器が第2次性徴期の発育を促進させる働きを担っているためである.

　このような発育・発達は，遺伝的な影響を強く受けるが，運動や栄養などの生活環境の影響も受ける．特に，身体の器官や臓器は，運動刺激により発育・発達を促される．従って，成人までのトレーニングは，このような発育・発達の特徴を考慮して，プログラムを作成する必要がある.

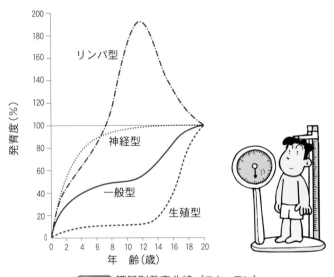

図1-8 臓器別発育曲線（スキャモン）
（朝山正己他「イラスト運動生理学」東京教学社より引用）

3 加齢と健康

　図1-9は，加齢による体力の変化を示しているが，身体諸機能はすべて低下している．しかしながら，その低下の程度は機能や要素によって異なる．身体活動レベルの状況から見ると，日常生活において基本動作としてよく使われるものは老化速度が遅いことが分かる.

　従って，ルーの法則「人の器官は使えばよく発育・発達し，使わなければ退化する」のように，体力は運動刺激を与えないと急速に低下することから，QOLの高い生活を送るために運動と栄養は重要な鍵であることが分かる.

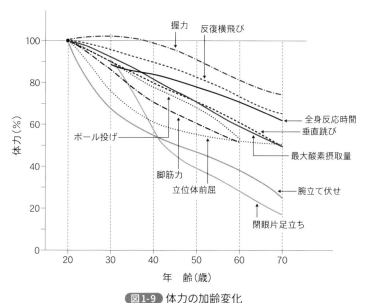

図1-9 体力の加齢変化
（朝山正己他「イラスト運動生理学」東京教学社より引用）

5▷ 現代社会がかかえる健康の課題

　図1-10に示すように，社会環境の複雑さは過大なストレスをもたらし，便利で省力化された生活は運動不足を招いている．さらに，食事の偏りは，過剰な摂取エネルギーだけでなく，カルシウム不足といった問題も引き起こしている．このような生活が原因となって引き起こされる疾病群が生活習慣病である．特に，近年ではメタボリックシンドロームが話題となっている．

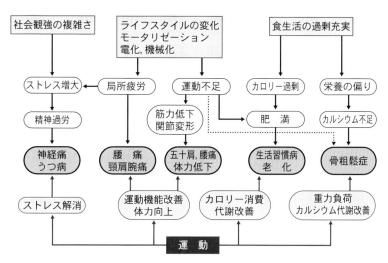

図1-10 現代生活の特徴と健康運動
（和田　攻「現代社会と運動－運動の功罪」毎日ライフより引用・改変）

課 題

❶ 現代における健康のとらえ方について述べなさい.
❷ 平均寿命について述べなさい.
❸ 日本の国民健康づくり対策について述べなさい.
❹ 健康づくりの 3 本柱について述べなさい.
❺ スキャモンの発育曲線について述べなさい.
❻ 加齢に伴う体力の低下について述べなさい.
❼ 現代社会がかかえる健康の課題について述べなさい.

●参考文献

1.　朝山正己他「イラスト運動生理学」東京教学社
2.　鬼頭 宏「人口で見る日本史」PHP 研究所
3.　厚生労働省「人口動態統計」,㈶厚生労働統計協会「国民衛生の動向（ 2019/2020 ）」
4.　酒井シズ「病が語る日本史」講談社
5.　西村千尋「九十九島におけるシーカヤックツアーが参加者の心理状態に及ぼす影響について」
　　長崎県立大学論集
6.　和田 攻「現代社会と運動－運動の功罪」（毎日ライフ）毎日新聞社

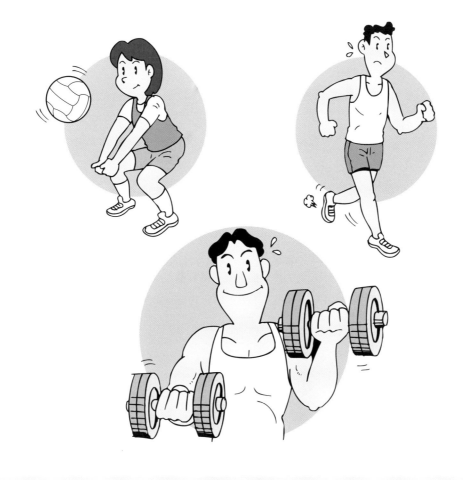

第2章
スポーツと健康

　スポーツをすると健康になるということは一般的に信じられています．ではスポーツをどれくらいすれば体力がつくのでしょうか．また，どのような体力がつくのでしょうか．健康になるためのスポーツもやり方を間違えれば，かえって身体に害をおよぼすこともあります．

　そこでこの章では，

　　1▷ 体力がないとどうなるの？

　　2▷ スポーツでどのくらいのエネルギーを消費できるの？

　　3▷ 健康とスポーツを支える筋肉

　　4▷ 運動を正しく安全に行うために

　の順に説明します．

1 ▷ 体力がないとどうなるの?

1 健康と体力との関係

　体力が行動体力と防衛体力から構成されていることは第1章で述べたが，その中でも全身持久力は健康の維持増進と関係が深いことが分かっている．全身持久力は有酸素性能力ともいう．高血圧や糖尿病などの生活習慣病と体力との関係をみると，全身持久力が高い人ほど生活習慣病にかかる危険性が低く，逆に低い人ほど生活習慣病の危険性が高くなることが分かっている．

2 全身持久力を示す最大酸素摂取量

　酸素は体内で有酸素的にエネルギーを産生するときに必要になる．身体が取り込む酸素の量を酸素摂取量といい，その最大値を最大酸素摂取量という．これは有酸素的に得ることができるエネルギー量の限界を示しており，呼吸循環系の働きや全身持久力のよい指標とされている．

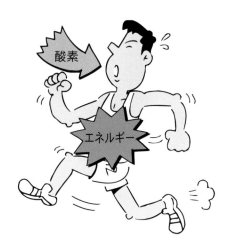

　最大酸素摂取量の測定方法としては，自転車エルゴメーターやトレッドミルを用いて，軽度の負荷から徐々に強度を増していく負荷漸増法が実施されている．最大運動時の呼気ガスを分析した値が最大酸素摂取量となるが，この方法はガス分析機が高価であり，被検者の呼吸循環系にかなりの負担をかけるため，健康増進の現場では用いにくい．しかし運動中の酸素摂取量と心拍数に高い正の相関関係が得られていることから，運動中の心拍数から最大酸素摂取量を推定する方法が一般的に用いられている．

　通常，最大酸素摂取量は体重が異なる被検者のそれを相対的に比較できるように，体重1 kg 当たりの値（mL·kg^{-1}·分$^{-1}$）で表される．例えば，体重 60 kg の男性の最大酸素摂取量が 3000 mL·分$^{-1}$ であれば，体重1 kg 当たりの最大酸素摂取量は 50 mL·kg^{-1}·分$^{-1}$（3000 mL ÷ 60 kg）となる．

厚生労働省は，健康維持に必要な最大酸素摂取量の基準値を性・年代別に示している（表2-1）．20歳代男性の最大酸素摂取量の基準値は 40 mL·kg^{-1}·分$^{-1}$ であるので，20歳代男性の最大酸素摂取量が 50 mL·kg^{-1}·分$^{-1}$ であれば，健康を維持する有酸素性能力を有しているということになる．最大酸素摂取量が，性・年代別最大酸素摂取量の基準値に達していない人は，日常の身体活動量を増やしたり，持久的な運動を定期的に行ったりすることが望まれる．

表2-1 性・年代別最大酸素摂取量の基準値（2006）（単位は mL·kg^{-1}·分$^{-1}$）

年齢階級	20 歳台	30 歳台	40 歳台	50 歳台	60 歳台
男　性	40	38	37	34	33
女　性	33	32	31	29	28

2▷ スポーツでどのくらいのエネルギーを消費できるの？

1 スポーツと消費エネルギー

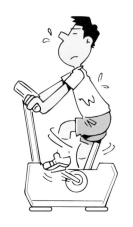
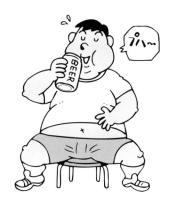

スポーツで汗をかく，するとおなかもすくし喉（のど）も渇く．食欲も増して酒もすすむ．健康的だと思う人がいるかもしれないが，果たしてそうだろうか．

スポーツでエネルギーを消費し，その消費した分，食べたいものを食べ，飲みたいものを飲むという欲求があることは理解できる．しかし減量のためにスポーツをしているのであれば，スポーツでどのくらいエネルギーを消費できるのかを知らなければならない．スポーツで消費した以上に食べたり飲んだりしていては，減量のために行っているスポーツが逆効果になりかねない．

アメリカスポーツ医学会は，体脂肪を減少させるためには，週3回以上，1回20分以上で 300 kcal 消費する運動を勧めている．また1回 200 kcal 消費する運動でも，頻度が週4回以上であれば効果が認められるとしている．

　平地での走行時のエネルギー消費量は，マルガリアが提唱している平地を 1 km 走れば
スピードに関係なく体重 1 kg 当たり約 1 kcal 消費することを一応の目安とすることがで
きる．従って，体重 60 kg の人が 5 km 走れば 300 kcal 消費する計算になる．歩いた場合
はその半分の消費となる．

　ちなみに，体重 60 kg の人が時速 5 km のジョギングで 300 kcal のエネルギーを消費す
るには 60 分間必要である．では 60 分間のジョギングを終えてビール 350 mL を飲んで
も，消費エネルギーをマイナスに保てるのだろうか?単純にエネルギーのみで計算すると，
ビール 350 mL には約 150 kcal のエネルギーがあるので，たった 350 mL のビールを飲ん
だだけでも，ジョギングで消費した 300 kcal のエネルギーが半分になってしまう．

　このように身体活動で消費できるエネルギーはそれほど大きくはない．しかし，より多
くのエネルギーを消費しようとしてスポーツをやりすぎるとスポーツ障害を招く危険性が
ある．そのため減量のためには食事にも気を使うことが重要となる．

2　きついスポーツは脂肪を多く燃焼するの?

　100 m 走のような瞬発的な運動時には，エネルギーを産生するために筋肉は酸素を必要
としない．このような運動を**無酸素性運動**という．一方，ジョギングのような持久的な運
動では，酸素を使ってエネルギーを産生するので**有酸素性運動**という．無酸素性運動と有
酸素性運動とは呼吸の有無ではなく，筋肉がエネルギーを産生する過程で酸素の供給が行
われるか否かのことである．

　では，スポーツ時に脂肪を多く燃焼したいときにはどうすればよいのだろうか．筋肉
には運動時に直接エネルギー源として使われる**アデノシン三リン酸（ATP）**がある．ATP
は筋肉内にはごくわずかしかない．そこで，スポーツ時には糖や脂質から ATP を産生し
て補っていく必要がある．**図 2-1** は運動の強度とそのときにエネルギー源として使われる
糖質と脂肪の割合を示したものである．運動強度が高くなれば，脂肪が使われる割合は

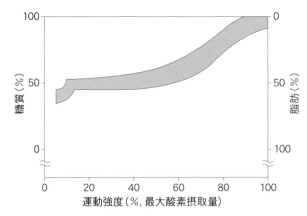

図2-1 運動強度と糖質と脂質のエネルギー生成に参与する割合
（橋本勲他「新エスカ 21 運動生理学」同文書院より引用・改変）

0 ％に近づき，糖質が使われる割合がほぼ 100 ％になる．また，最大酸素摂取量の 40 ～ 60 ％くらいの強度であれば，糖質と脂肪は同じくらいの割合で使われる．このことから，これくらいの強度のスポーツは高強度のスポーツよりもエネルギー源として脂肪をより多く使うことが分かる．従って，スポーツ時に脂肪をより多く燃焼したい場合には最大酸素摂取量の 40 ～ 60 ％強度で長時間の運動をすることが望ましい．

3▷ 健康とスポーツを支える筋肉

1 筋肉とは？

(1) 動物にとっての筋肉

　人の体重の約 40 ％は筋肉である．人は，原始時代から筋収縮を繰り返し生命活動を行ってきた．筋収縮なしには鳥獣を捕えることはできない．筋収縮活動は生きることそのものだったのである．最近の研究では，筋収縮活動が体内の恒常性を保つためのエネルギー代謝やホルモンの分泌，さらには脳の活性化に深く関与していることが分かっている．もちろん激しく体を動かすスポーツには筋力や筋パワーが必要になるが，省力化が進む現代社会においても，日常生活を健康的に過ごすために動物としての人が長きにわたって行ってきた筋収縮活動を積極的に促進する必要がある．

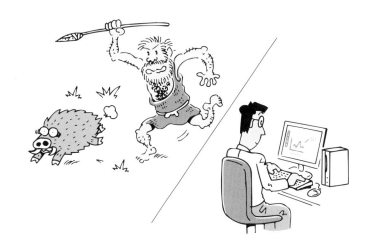

　そもそも筋・骨格系には，重力に対抗して姿勢や運動をコントロールするという働きがある．特に人は他の哺乳類とは異なり，「直立二足歩行」という特殊な運動様式を獲得した．そして，直立姿勢を維持させるために，股関節，脚，脊柱を安定的に伸展させておく役割を担っている抗重力筋が発達したのである．しかし，現代社会においては非活動的な生活様式が多く，この抗重力筋さえも使わなくなってきている．

　腕や脚，体幹などを動かす役割を果たす骨格筋は，自分の意思によって収縮させること

ができるので**随意筋**と呼ばれる．一方で，内臓や血管の筋肉である平滑筋や心臓の筋肉である心筋は自分の意思によって収縮させることができないので**不随意筋**と呼ばれる．不随意筋は**自律神経**によって支配されており，すべての働きが自動調整となっている．一方，随意筋は**運動神経**によって支配されており，大脳で考えて動かしたり休めたり自己コントロールが可能である．現代社会に生きる我々は恒常性を保つために，この自己コントロール可能な随意筋，すなわち骨格筋を積極的に活用して健康づくりを行う必要がある．

(2) 筋肉の構造と収縮のメカニズム

　筋肉は細い線維状の細胞（**筋線維**）がいくつもの束になって構成されている（**図2-2**）．筋線維の中では，たんぱく質でつくられるミオシンと呼ばれる太いフィラメントとアクチンと呼ばれる細いフィラメントでまとまった集合体を形成しており，これを筋原線維という．

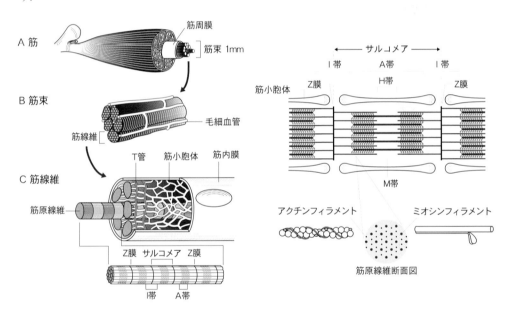

図2-2 骨格筋の構造　　　　　**図2-3** 筋節（サルコメア）の構造
（安部孝，琉子友男（編）「これからの健康とスポーツの科学」講談社サイエンティフィクより引用・改変）

　筋原線維の中では，この2種類のフィラメントが規則的に配列しており，アクチンフィラメントはZ膜と呼ばれる網目状の構造から左右に向かって伸びている．Z膜に挟まれた中央部にミオシンフィラメントがあり，このZ膜に挟まれた領域を筋節（**サルコメア**）と呼んでいる（**図2-3**）．筋線維を長軸方向から光学顕微鏡で見ると，アクチンフィラメントとミオシンフィラメントとの重なり具合の明暗が縞模様に見える．このため骨格筋や心筋は横紋筋ともいわれる．

　大脳から発せられた電気信号が運動神経から筋線維内部へ伝わると，筋小胞体から細胞質中にカルシウムイオンが放出される．そして，筋節にあるミオシンフィラメントとアク

チンフィラメントが相互に滑り合い，筋の収縮が起こる．放出されたカルシウムイオンはやがて筋小胞体に再吸収され，筋は弛緩することになる．この一連の反応を筋の滑走説という．

2 筋肉の組成と役割

(1) 筋線維の分類

骨格筋の筋線維はその収縮特性やエネルギー代謝特性などからいくつかのタイプに分類される（表 2-2）.

表2-2 筋線維の分類とその特徴

筋線維の分類	遅筋（ST）	速筋（FT）	
	赤筋	白筋	
	SO	FOG	FG
	タイプ I	タイプ IIa	タイプ IIb
収縮特性 　収縮速度 　収縮力	遅い 小さい	速い 大きい	速い 大きい
エネルギー代謝特性 　有酸素性酵素活性 　無酸素性酵素活性	高い 低い	中間 中間	低い 高い
スポーツ種目	マラソン・長距離走	中距離走	短距離走・投てき
	サッカー・バスケットボール・バレーボールなど		

筋線維は，収縮特性から見た分類では，速筋線維（FT 線維：Fast-twitch fiber）と遅筋線維（ST 線維：slow-twitch fiber）に分けられ，エネルギー代謝から見た分類では，主に酸素を用いたエネルギー代謝で収縮する SO 線維（slow oxidative fiber），主にグリコーゲンを用いたエネルギー代謝で収縮する FG 線維（ fast glycolytic fiber），酸素もグリコーゲンも用いたエネルギー代謝で収縮する FOG 線維（fast oxidative-glycolytic fiber）に分けられる．さらに，組織染色法による分類では，SO 線維に相当する線維をタイプ I 線維，FOG 線維に相当する線維をタイプ IIa 線維，FG 線維に相当する線維をタイプ IIb 線維に分けている．

また，速筋線維は白筋，遅筋線維は赤筋とも呼ばれる．これは遅筋線維には赤い色素を持つミオグロビンという酸素運搬に関連が深いたんぱく質が多く含まれており，赤く見えるためである．一方，速筋線維にはミオグロビンが少なく白っぽく見えるために白筋と呼ばれている．これらは赤身魚の代表であるマグロや，白身魚の代表であるタイやヒラメを例に挙げて考えると分かりやすい．マグロは回遊魚で 1 年中長距離を泳ぎ回っている．このためマラソンランナーと類似した能力がある．タイやヒラメは近海魚で普段はあまり動かずに餌の捕獲や緊急時のみ瞬発的な動きをみせる．このためスプリンターと類似した能

力があるという比較である．サッカーやバスケットボールなどの球技は，瞬発的な動きと持久的な動きが混在しているので，両方の筋線維特性を必要に応じて使い分けている．

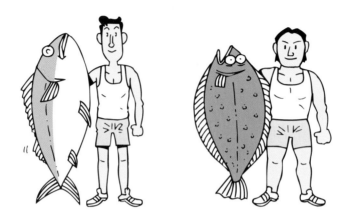

(2) 筋線維組成の個人差とスポーツ種目

　筋線維組成は，体内の深層部に多い抗重力筋では遅筋線維が多く，ダイナミックな身体活動に関わる表層部の筋肉には速筋線維が多い．このように，体内の異なる部位によってもその組成が異なる．また，筋線維組成は遺伝的な影響を強く受けることが知られており，同一の遺伝子情報を持つ一卵性双生児では筋線維組成が極めて類似しているのに対し，異なる遺伝情報を持つ二卵性双生児では筋線維組成も異なることが認められている（図2-4）．

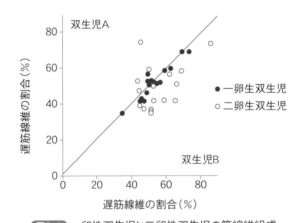

図2-4 一卵性双生児と二卵性双生児の筋線維組成
（征矢英昭，本山貢，石井好二郎（編）「これでなっとく使えるスポーツサイエンス」
講談社サイエンティフィクより引用）

　優秀なスポーツ選手を見てみると，短距離走や跳躍選手，砲丸投げや円盤投げのような短時間に高いパワー発揮を要求される競技選手では，速筋線維の占める割合が高い．逆に，陸上長距離選手や距離スキーなど持久的要素の強い競技選手では遅筋線維の占める割合が高い（図2-5，図2-6）．

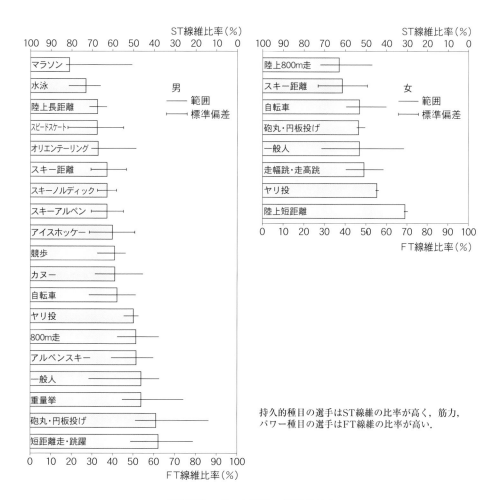

図2-5 スポーツ選手の筋線維比率
（中本　哲，井澤鉄也，若山章信「からだを動かすしくみ」杏林書院より引用）

持久的種目の選手はST線維の比率が高く，筋力，パワー種目の選手はFT線維の比率が高い．

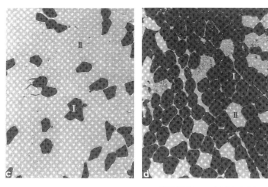

図2-6 ヒト外側広筋の筋線維組成
（石井直方「筋と筋力の科学（1）『重力と闘う筋』」山海堂より引用・改変）

スプリンター（左側）と持久的競技選手（右側）の筋の横断切片を弱酸性下でATPase染色したもの．黒く見えるのが遅筋線維，明るく見えるのが速筋線維．スプリンターでは速筋線維が多く，持久的競技選手では遅筋線維が多いことが分かる．
（Billeter と Hoppeler，1992 より改変）

　一方，最近の研究では，人においてもトレーニングにより筋組成が変化することが認められている．特に有酸素性トレーニングを続けると，速筋線維のタイプ IIa 線維が遅筋線維のタイプ I 線維に移行する．このことから後天的な環境要因によって筋線維組成が変化することも期待できる．しかし，遅筋線維が速筋線維に移行することに関しては否定的な研究が多い．従って，数秒から数十秒のハイパワー発揮を要求される競技選手では，長距離を走り込むといった有酸素的なトレーニングはあまり必要ないであろう．

　筋線維組成を実際に測定するには，**筋生検（バイオプシー）**という特殊な方法で直接筋肉を採取して，染色分析する必要があるが，一般人には簡単にできる方法ではない．しかし，フィールド測定として非侵襲的に筋線維組成を推定する方法が提案されている（**図 2-7**）．実際には，50 m 走と 12 分間走とを測定して得られた走速度比（50 m 走速度 /12 分間走速度）を，$y = 69.8x - 59.8$ の x に代入することによって速筋線維の占める割合を推定することが可能である．

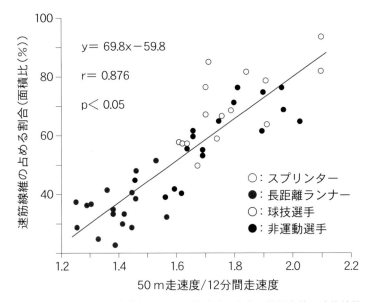

最大能力発揮時の 50 m 走速度と，12 分間走速度の比と，外側広筋の速筋線維の割合（断面積の割合）との間には相関がある．この関係は運動選手か非運動選手かにかかわらず同一である．従って，50 m 走速度と 12 分間走速度の両者を測定すれば，バイオプシーを行わなくても筋線維組成をある程度推定することができる．

（勝田ら，1989）

図2-7 走記録による筋線維組成の推定法
（石井直方「筋と筋力の科学（2）『筋を鍛える』」山海堂より引用・改変）

3 骨格筋に対するトレーニングの可逆性

(1) 運動しないと筋はどうなる？

　人の身体は環境に合わせて敏速にかつ多様に適応できるようになっている．骨格筋においても，過負荷の筋力トレーニングを行うと，その強度に見合った筋肥大が起こる．これを**労作性筋肥大**という．逆に，全く筋肉を使わない環境にさらされると，筋肉はその状態

に合わせてどんどんやせ細っていく．これを**廃用性筋萎縮**という．このような環境に応じた柔軟な適応を**可逆性**と呼ぶ．運動を全くしない状態，特に，筋肉をほとんど使わない極端な例がベッドでの寝たきりや宇宙における無重力状態である．宇宙飛行士の筋力の変化について検討した研究（**図 2-8**）では，たった 1 週間の飛行で下腿の筋群が平均で 20 ％も低下することが認められている．この結果を踏まえて行った 100 〜 237 日の長期飛行では週 6 日，1 日 2 時間半のトレーニングを実施したが，それでも同様の筋群で平均 30 ％の低下が認められた．

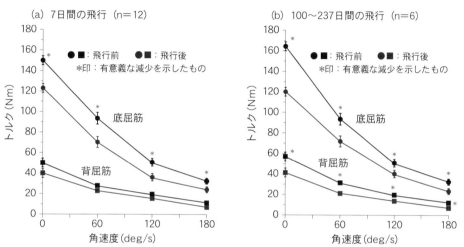

たった 7 日間で 20 ％も筋力が落ちた（a）ため，長期飛行では 1 日 2 時間半のトレーニングを励行したが，それでも 30 ％ほどの低下がみられた（b）．

(Convortino, 1990)

図2-8 宇宙飛行前後の足関節底屈筋と背屈筋の力 - 速度関係
（石井直方「筋と筋力の科学（1）『重力と闘う筋』」山海堂より引用・改変）

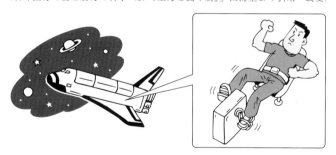

　トレーニングによる筋力低下の軽減をかなりの効果ととらえるか，それとも，こんなにトレーニングをしてもこれだけの効果しかないととらえるかは意見の分かれるところであるが，いずれにしても，筋肉への刺激が乏しい無重力状態では筋力低下への影響が著しいことが分かる．一般人でも，ギプス固定をすると脚や腕がやせ細り，筋力が著しく低下する．また，いったん寝たきりになると体力が低下し，通常活動に戻るのに苦労することも想像できるであろう（**図 2-9**）．

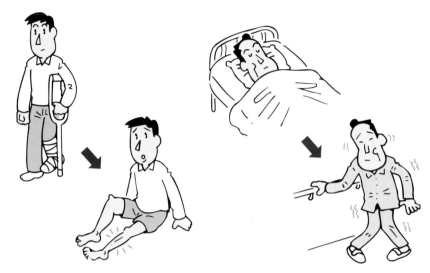

図2-9 ギプス固定と脚のやせ細り，寝たきりとその後の苦労

　筋力は運動不足だけでなく，加齢によっても低下する（図2-10）．30歳台を基準にした場合，65歳時で上肢の低下率は約20％，下肢の低下率は40％にも達する．昔から老化は脚からといわれているがまさにその通りである．

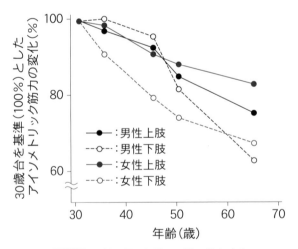

図2-10 加齢に伴う上肢と下肢の筋力変化
（岡田守彦，松田光生，久野譜也「高齢者の生活機能増進法」ナップより引用）

　現代社会では省力化により身体活動量の低下が著しい．老化による下肢筋力の低下に加え，運動不足による筋への刺激を無くしていけば，地球上にいながらにして無重力状態に近い実験をしているようなものである．人は重力下で生存してきた動物であることを自覚し，健康的に生きていくために筋への刺激が豊富な運動の必要性を今一度考える必要があろう．

(2) 筋収縮の様式

筋収縮は，通常の運動のように関節の動きを伴う**動的収縮**と，関節を動かさずに筋力を発揮する**静的収縮**とに分けられる．静的収縮は，関節の角度が一定で筋の長さが変化しないので，**等尺性収縮**（アイソメトリックコントラクション）とも呼ばれる．一方，動的収縮で一定の荷重と筋が発揮する張力とが釣り合う場合は，**等張性収縮**（アイソトニックコントラクション）という．また負荷に対する筋の収縮速度を一定にした場合は**等速性収縮**（アイソキネティックコントラクション）という．さらに，等張性収縮や等速性収縮などの動的収縮では，筋が短縮しながら収縮する場合と，筋力を発揮しているものの外力によって伸張する場合とがある．前者を**短縮性収縮**（コンセントリックコントラクション），後者を**伸張性収縮**（エキセントリックコントラクション）という（**図2-11**）．

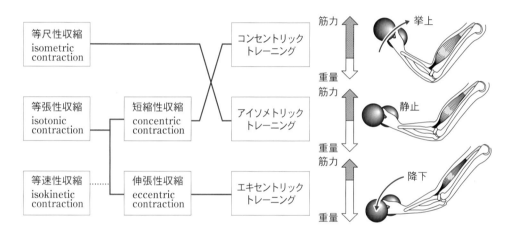

図2-11 筋収縮の様式

（中本　哲，井澤鉄也，若山章信「からだを動かすしくみ」杏林書院より引用・改変）

筋の収縮様式による最大筋力は，伸張性収縮，等尺性収縮，短縮性収縮の順で大きいことが知られているが，伸張性収縮は筋損傷が大きいとされ，運動後の筋肉痛などを引き起こしやすい．

(3) トレーニングで筋肉はどう変わる？

筋力トレーニングにおける最大筋力の増加については，トレーニング開始直後は筋の興奮水準増大によって動員される筋線維数の増加によるところが大きく，その後，トレーニングが続くに従って筋肥大が起こり最大筋力はさらに増加していく（**図2-12**）．

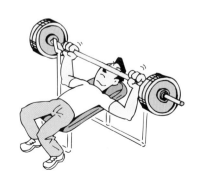

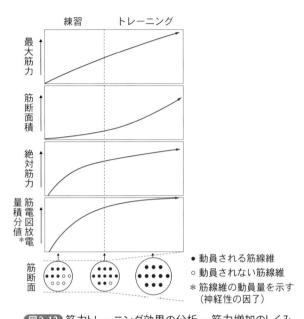

練習　トレーニング

最大筋力

筋断面積

絶対筋力

筋電図放電量積分値*

筋断面

● 動員される筋線維
○ 動員されない筋線維
* 筋線維の動員量を示す
（神経性の因了）

図2-12 筋力トレーニング効果の分析 ―筋力増加のしくみ
（征矢英昭，本山貢，石井好二郎（編）「これでなっとく使えるスポーツサイエンス」
講談社サイエンティフィクより引用・改変）

　筋力の大小を決める最も大きな要因は，筋の横断面積であるが，その他，個人差として筋線維タイプや，大脳の興奮水準・運動神経支配などの神経因子が考えられる．人を対象にした研究では，トレーニングによって筋線維数の増加はしないとの結論が多いため，筋力を高めるには，筋線維を肥大させて筋横断面積を増大させることと，筋の神経支配の興奮水準を高め，筋収縮に動員される筋線維数を増やすことが重要になる．

　一方，随意最大筋力は筋線維を支配する神経系因子の影響を受けるが，このことは随意運動と電気刺激による筋力発揮に違いが生じることや，大声で叫んだときの筋力発揮に違いが生じることなどからも証明されている．つまり，平常では安全装置が働いて筋を最大限に収縮させる神経支配が抑えられていることを示している．しかし，筋収縮に必要な集中力を発揮する筋力トレーニングを続けていくと，最大筋力発揮時の神経支配の興奮水準が高まり，筋肥大による筋横断面積が必ずしも増えなくても筋力を高めることが可能となる．

(4) スポーツで必要な筋パワーをつけるために

　筋パワーは単位時間当たりに発揮される運動エネルギーなので，「力×速度」で求められ，動的運動能力を知るための重要な指標になる．例えば，単に重いものを動かすだけでは，大きな力が必要であるがスピードは出せない．一方，軽いものを動かすにはスピードは出せるが少しの力しか要求されない．筋力トレーニングにおいては，最大筋力のみを高めれば，ゆっくりでも重いものを持ち上げられるようになる．逆に，負荷を軽くして最大速度を求めればスピードトレーニングになる．これらの中間の能力発揮，すなわち最大筋

力の約30%の負荷で最大速度を求めればパワーのトレーニングになる．実際の競技の場面では，ほとんどの場合単なる力やスピードだけでなくパワーが要求されるので，その種目特性に応じた筋力とスピードを合わせた複合トレーニングが必要である．

4▷運動を正しく安全に行うために

1 運動時に知っておきたいこと

(1) 安全限界と有効限界

健康増進や体力増強のために運動する場合，それぞれ目的とする効果が得られないと運動そのものが無意味なものとなってしまう．また，危険な領域を越えて運動すると身体を壊してしまうこともある．このように，これ以上の運動は危険であるという運動強度や運動量の限界を**安全限界**，これ以下の運動強度や運動量では目的とする効果が得られないという限界を**有効限界**という（図2-13）．

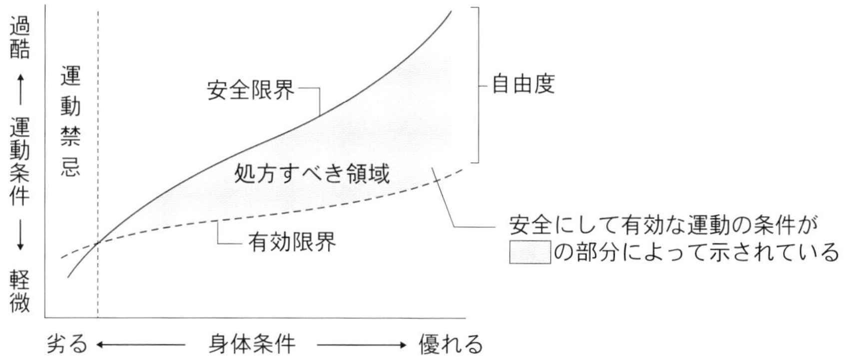

図2-13 処方すべき運動の領域
（池上晴夫「運動処方」朝倉書店より引用）

安全限界も有効限界もその人の体力や健康状態などの身体条件によって異なる．健康状態が良好で普段から定期的に運動をしているような身体条件が優れている人は，両方の限界が高い傾向にあり，実施できる運動強度や運動量の自由度が広くなる．一方，健康状態や体力が低く身体条件が劣る人は，両方の限界が低く，運動して良い強度や運動量の設定範囲が著しく狭くなる．そして，有効限界よりも安全限界が低くなるような場合には，有効であろう運動すべてが危険な運動になってしまう．この場合は運動禁忌であり，運動やスポーツの実施は禁止しなければならない．

(2) トレーニングの原則

一般的なトレーニングの実施にあたっては，4つの条件が考えられる．1つ目は「安全であること」，2つ目は「効果が高いこと」，3つ目は「楽しいこと」，さらに，4つ目は「簡

単なこと」が挙げられる．特に健康づくりのための運動では安全の確保は第一である．一方，どんなに健康づくりに有効な運動であっても，楽しくなかったり，複雑で難しすぎたりすると長続きせず，期待される効果を得ることは困難になってしまう．

　実際にトレーニングを行う場合，その目的によって以下のような原則に従って実施することが必要である．特に，健康増進のためのトレーニング法としては，継続性（反復性）→漸進性→個別性→過負荷（オーバーロード）の原則の順が望ましい．逆に，運動能力向上のためのトレーニング法では，この逆の順序で比重をかけていくことが望ましいとされている（図2-14）．

- ・継続性（反復性）の原則：繰り返し継続させることで運動の効果を得ることができる．
- ・漸進性の原則：体力の向上に合わせて徐々に負荷を増やしていく．
- ・個別性の原則：体力や健康状態，性別，年齢など個人の状態に合わせた内容で実施する．
- ・過負荷（オーバーロード）の原則：現存の能力以上の負荷をかけていくことで，さらなる機能向上が望まれる．

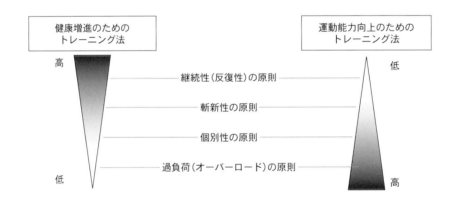

図2-14 トレーニング4原則の比重のかけ方
（「改訂版運動普及推進員教育テキスト」（編集：厚生労働省
保健医療局健康増進栄養課，新企画出版社）より引用・改変）

(3) ウォーミングアップとクーリングダウン

　運動を安全に行うために**ウォーミングアップ**は重要である．急に激しい運動を始めると，運動に対して反応するさまざまな諸器官がすぐに対応できず傷害や事故を起こしやすくなる．ウォーミングアップで筋温や体温を上昇させると，酸素運搬能やエネルギー効率が高まり，神経伝達機能も向上し，スムーズに目的とする運動に移行することができる．実際には，ストレッチングに加えて，軽い歩行やジョギングなどから徐々に主とする運動を開始するようにすることが大切である．

　一方，運動後には**クーリングダウン**が必要である．クーリングダウンは運動によって亢進した代謝や精神状態を安全にかつ積極的に運動前の状態に戻すために必要であり，それを行うことによって疲労からの回復も早くなる．激しい運動後にクーリングダウンをせ

ずに急に運動を中止すると，特に下肢の筋肉の収縮と弛緩の繰り返しによって静脈の血液を心臓に送り返す筋ポンプ作用（図2-15）が働かなくなることで，帰還血流量が減少し，心拍出量や血圧の低下による立ちくらみを引き起こすことがある（図2-16）．

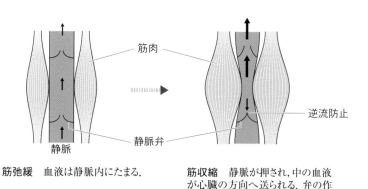

筋弛緩　血液は静脈内にたまる．

筋収縮　静脈が押され，中の血液が心臓の方向へ送られる．弁の作用で逆流が防がれる．

図2-15 筋ポンプ作用

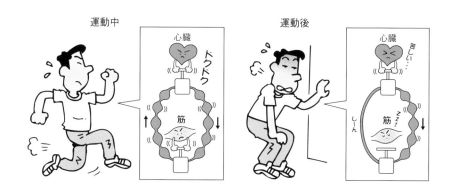

図2-16 急に運動を中止すると

（征矢英昭他編「これでなっとく使えるスポーツサイエンス」講談社サイエンティフィックより引用・改変）

　逆にクーリングダウンを行えば，運動中に生成された筋肉中の乳酸の拡散を促進させたり，血液中の酸素・二酸化炭素濃度を積極的に正常な状態に戻すことができる．これらの反応は運動直後の完全休息よりも効果的なことが認められている．実際には，徐々に運動強度を下げていき，最後は軽いジョギングやストレッチ体操などを行うようにする．また，激しい運動後には酷使した筋の炎症を抑えるためにクーリングダウンに加えてアイシングなども効果的である．

2 暑熱・寒冷環境における運動への配慮

(1) 暑熱環境での運動

通常環境下では，熱産生と熱放散のバランスが保たれて一定の体温が維持されるようになっている（図2-17）．

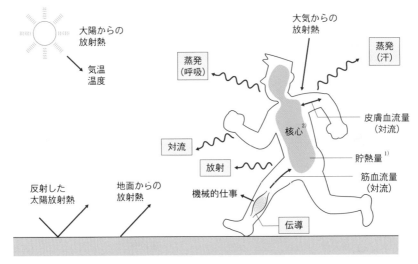

1) 貯熱量＝代謝熱量－仕事量－蒸発熱量±（放射＋伝導＋対流）
2) 核心：体の中心部の温度は高く，容易に変動しない（核心温）

図2-17 運動による熱産生と熱放散
（安部孝，琉子友男（編）「これからの健康とスポーツの科学」講談社サイエンティフィクから引用・改変）

ところが，環境温が体温を上回るような状況下では，体内温度は次第に上昇していく．また，環境温が恒常性を保てる範囲であっても，湿度が極度に高い状況では発汗できずに熱放散量が著しく低下する．このように，熱放散がうまくいかず体温上昇が続くと熱中症の危険性が増す．熱中症の徴候としては，口渇，全身倦怠感，頭痛，嘔吐，四肢のしびれなどが認められるので，これらの症状に注意をはらい，必要に応じて医療機関での診療が必要である．

一方，運動パフォーマンスへの影響を考えた場合，暑熱環境では有酸素性運動のパフォーマンスは著しく低下する．また，無酸素性運動への悪影響は少ないといわれているが，多くの球技スポーツにみられるような無酸素性運動と有酸素性運動の混合運動では，競技時間が長くなるに従って暑熱環境の影響を受けるようになる．

暑熱環境下で安全に運動を行うため，また，運動パフォーマンスを低下させないようにするためには，正しい水分補給，服装や実施時間帯などへの配慮が必要である．

暑熱環境では積極的な発汗により体内の水分を多量に損失し，脱水症状に陥る．脱水を防ぐには水分補給が重要であるが，① 喉が渇く前からこまめに摂取する，② 電解質が含まれたスポーツドリンクなどを摂取する，③ 体重をチェックしながら補給する，④ 尿の

量や色で脱水症状をチェックする，⑤ 利尿作用を防ぐため，カフェインやアルコール摂取を避ける，などの配慮が必要である．

　暑熱環境において運動を実施する場合のさらなる配慮としては，通気性および吸水性の良い服装・熱吸収の少ない明るい色の服装を心がける，暑さを避けるために運動時間は日中の暑い時間帯を避け，早朝・夕方に実施する，などがある．

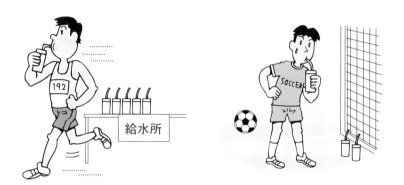

(2) 寒冷環境での運動

　寒冷環境下では，体温よりも外気温の方が低いので熱放散量が多くなり，体温が低下する危険性がある．健康づくりの運動を実施する場合には，寒冷環境にさらされた直後の急激な血圧上昇に注意が必要である．寒冷環境下では，皮膚血管を収縮させ皮膚からの熱放散を低下させる．そのため，末梢の血管抵抗が増して血圧が上昇するので，高血圧症など血圧をうまくコントロールできていない中高年者では注意が必要である．一方，寒冷環境での運動パフォーマンスは，有酸素性および無酸素性パフォーマンスの両方ともに低下するが，暑熱環境下ほどではない．しかし，技術系のスポーツ，特に手指を巧みに操る必要がある球技系スポーツでの影響は大きい．

　寒冷環境下での運動実施に必要な配慮としては，運動開始前に十分なウォーミングアップを行い体温を上昇させること，運動種目に応じた保温に適した服装，脱着可能な手袋・帽子・アームウォーマーなどの着用，携帯用懐炉（カイロ）の活用などがある．

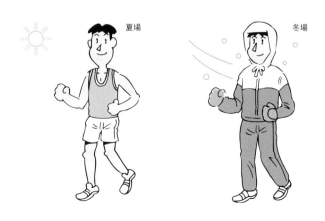

課　題

❶ 健康と関連の深い体力について述べなさい.

❷ マルガリアの式を用いて,70 kg の人が 5 km 走ったときの消費エネルギーを計算しなさい.

❸ 抗重力筋の主な役割について述べなさい.

❹ 筋収縮のメカニズムについて述べなさい.

❺ 筋線維の分類とその特徴について述べなさい.

❻ 優秀なスポーツ選手の筋線維組成について述べなさい.

❼ 安全限界と有効限界について述べなさい.

❽ トレーニングの原則について述べなさい.

●参考文献

1. 朝山正己他「イラスト運動生理学」東京教学社
2. 進藤宗洋「保健の科学」Vol.32（2）：pp.139-156，1990.
3. 運動所要量・運動指針の策定検討会「健康づくりのための運動基準 2006 〜身体活動・運動・体力〜報告書，2006」
4. "The Recommended Quantity and Quality of Exercise for Developing and Maintaining Cardiorespiratory and Muscular Fitness, and Flexibility in Healthy Adults." *Medicine & Science in Sports & Exercise*, Vol. 30（6），1998.
5. アメリカスポーツ医学会「運動処方の指針—運動負荷試験と運動プログラム」南江堂
6. 橋本勲他「新エスカ 21 運動生理学」同文書院
7. 征矢英昭，本山貢，石井好二郎（編）「これでなっとく使えるスポーツサイエンス」講談社サイエンティフィク
8. 石井直方「筋と筋力の科学（1）『重力と闘う筋』」山海堂
9. 石井直方「筋と筋力の科学（2）『筋を鍛える』」山海堂
10. 安部孝，琉子友男（編）「これからの健康とスポーツの科学」講談社サイエンティフィク
11. 池上晴夫「運動処方」朝倉書店
12. 中本　哲，井澤鉄也，若山章信「からだを動かすしくみ」杏林書院

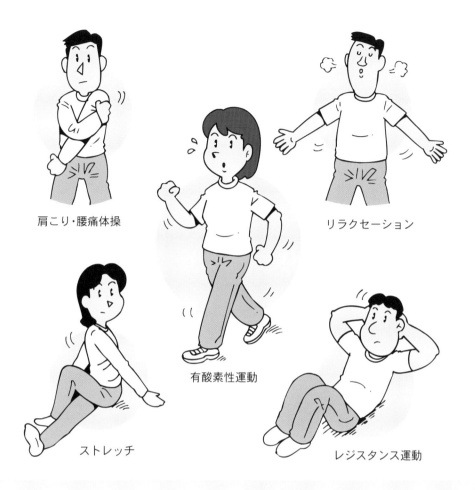

肩こり・腰痛体操

リラクセーション

有酸素性運動

ストレッチ

レジスタンス運動

第3章
健康運動の実際

　第1章では，健康づくりのために運動や栄養が大切であるということを説明しました．さらに第2章では，実際に運動を行うことによって得られる効果について，また運動を安全に行うために必要な知識について学習しました．

　この章では，そのような運動を実際に行う際の具体的な方法について，

　　1▷ 有酸素性運動

　　2▷ レジスタンス運動

　　3▷ ストレッチ

　　4▷ リラクセーション

　　5▷ 肩こり・腰痛体操

の順に説明します．

1 ▷ 有酸素性運動

　生活習慣病の予防や改善，さらに肥満解消のためには，短時間しか続けることができないようなきつい運動ではなく，微笑みながら継続することが可能な**有酸素性運動**が効果的である．以下に誰もが手軽に実施可能な方法について紹介する．

1 ウォーキング

　ジョギングやサイクリング，水泳，エアロビクスなど，有酸素性運動もさまざまな種類があるが，"誰かの介助なしでは日常生活をおくることが困難" という場合を除いて，場所を選ばず誰もが手軽に始められる有酸素性運動は**ウォーキング**である．ウォーキングは，自分のペースでスピードが調整できるため，長時間続けることが可能である．また，他の運動に比べ，実施中の運動強度を同程度に保つことが容易であり，年齢に関係なく障害を招く危険性が低い．

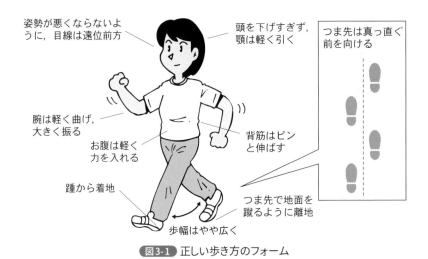

　　図3-1 正しい歩き方のフォーム

2 ウォーキングを実施する際の注意点

　ウォーキングは，ほとんどの人が安全に実施できる有酸素性運動だが，実施方法を誤ると，足首や膝，腰などの運動器に障害を招いたり，心臓や血管に負担をかけたりしてしまうこともある．これらを未然に防ぎ，安全にウォーキングを行うために，次の点に注意して実施しなければならない．

歩き方（図 3-1）　股関節や膝・足関節などの運動器に障害を起こさないように，ガニ股や内股にならないよう足先を進行方向へ向けることを意識する．また，平地や上り坂を歩くときには必ず踵から着地し，その後，足底全体で身体を支え，つま先で地面を蹴って身体を前方へ移動させるように足を運ぶ．反対に下り坂を歩くときは，つま先から足を降ろし，ゆっくりと歩くことで関節への負担を軽減させる．歩幅はやや広めにし，一定のリズムで腕を大きく振って歩く．

---

3 運動の強度を把握する方法

(1) 運動中の脈拍から推定する方法

　通常，運動強度は最大酸素摂取量に対する相対値で示されるが，運動中の酸素摂取量は容易に測定することができない．このため運動指導の現場では，運動中の酸素摂取量と心拍数との間に正の相関関係が認められていることから，運動直後に立ち止まり，時計をしていない側の腕の手のひらを自分の方に向け，その親指のつけ根を時計をしている側の腕の人差し指，中指，薬指の3本で触り，時計の秒針を見ながら15秒間の脈を測る（図3-2）．そのときの脈拍が表3-1にあてはまっていれば，最大酸素摂取量の50％程度であり，健康づくりのために効果的な強度である．ただし服薬をしている場合，心拍数に影響をおよぼす薬もあるので，心拍数を目安にすると強度が高くなりすぎることがある．そのようなときは危険を伴うことも考えられるので，必ず医師に相談し適切な運動強度を確認した上で実施しなければならない．

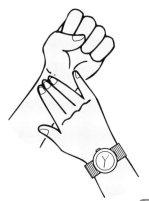

❶ 運動中は脈を測ることができないので，運動の合間に立ち止まってすぐに親指のつけ根を触る．

❷ 時計の秒針を見ながら15秒間の脈拍を測る．
　運動中の脈拍＝15秒間の脈拍数×4＋10
　（10をプラスする理由は，立ち止まると脈拍数が低下するためである）ただし，この計算が面倒な場合は，自分の年齢に該当する15秒間の数字を覚えておくとよい（表3-1参照）．

図3-2 運動中の脈拍の測り方

表3-1 各年代における50％程度の運動強度に相当する脈拍数と目標実施時間

年齢	20代	30代	40代	50代	60代
心拍数：拍/15秒 （心拍数：拍/分）	30 (130)	28〜9 (125)	27〜8 (120)	26〜7 (115)	25 (110)
目標実施時間 分/週	180	170	160	150	140

(2) 主観的に把握する方法

　主観的に運動強度を把握する方法としては表3-2のようなスケールがあり，主観的運動強度（RPE）と呼ばれている．安全で効果的な心肺機能のトレーニングのためには，RPEの11〜13でトレーニングをすることが望ましい．さらに，このスケールを10倍するとそのときの心拍数に近くなるため，実際の運動場面では利用しやすい．

表3-2 ボルグの主観的運動強度 （一部改変）

20	
19	非常にきつい
18	
17	かなりきつい
16	
15	きつい
14	
13	ややきつい
12	
11	楽である
10	
9	かなり楽である
8	
7	非常に楽である
6	

4 体調が悪い場合

　ウォーキングに限らず，何かを日課として継続していると，中断することでこれまでの努力が無駄になるのではないかと不安になり，体調が悪くても無理をしてしまうケースがしばしば見受けられる．確かに，"継続は力なり"といわれているように続けることは重要なのだが，体調不良にもかかわらず無理をし，倒れてしまっては"健康づくり"のための運動が意味をなさなくなってしまう．常にその目的を念頭に置き，発熱，痛み，めまい，疲労感など，身体の不調を感じたときには思い切って休むことも必要である．また，必要に応じて専門科を受診することも，運動を効果的に継続するためには大切である．

2 ▷ レジスタンス運動

レジスタンス運動で筋力アップ

筋力がアップすると，

❶ 筋肥大に伴い基礎代謝量が向上し，太りにくい身体になる．

❷ 生活機能が向上し，日常生活が楽になる．

❸ 加齢による衰弱を予防し，健康寿命が延伸できる．

❹ バランス能力が向上し，転倒・骨折を予防できる．

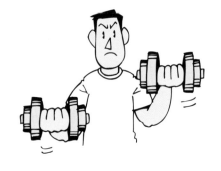

レジスタンス運動は，局所あるいは全身の筋に抵抗を加えることで，筋力の向上を目的とした運動である．筋肥大によって筋力が向上すると基礎代謝量も上がり，有酸素性運動の効果も得られやすくなる．だが健康づくりのためには，ボディービルダーや格闘家のように，極限にまで鍛え上げる必要はない．安全に日常生活をおくっていくためには，さまざまな場面で自らの身体を"支える"最低限の筋力を保つことで，「立つ」「歩く」「倒れないようにバランスをとる」などの生活機能を維持することが重要である．

しかし，我が国における要介護の原因は 12.8 ％が高齢による衰弱，12.5 ％は骨折・転倒というのが現状であり，最近では有酸素性運動だけではなく，レジスタンス運動の必要性も指摘されている（**図** 3-3）．

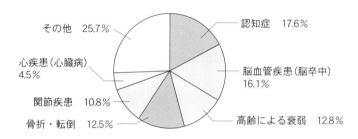

図3-3 介護が必要となった主な原因
（厚生労働省「2019 年 国民生活基礎調査の概況」より作成）

1 健康のためのレジスタンス運動とは

レジスタンス運動は，その目的によって実施方法を変えなければならない（図 3-4）．

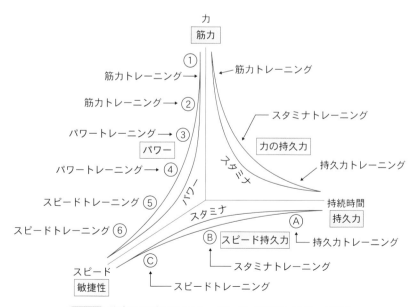

図3-4 体力の要素とそのトレーニング（猪瀬と松井 1967）
（福永哲夫（編）「筋の科学事典」朝倉書店，2006 より引用）

　例えば，立ち上がることが困難な人にとっては，立ち上がるための筋力を向上させるトレーニングが必要だが，その状態を維持するためには当該筋の持久力も必要となる．さらには，じっと立っているだけでは生活機能を向上させることができないので，動いてもバランスを崩さないようにするために，動揺に対してバランスをとるスピードも必要になる．これらを考慮すると，健康のためのレジスタンス運動とは，重い負荷で特定の筋力向上を目的とするのではなく，全身の筋に適度な負荷を加え，日常生活で必要とされる筋の運動を繰り返し行うだけで十分な効果を得ることができる．

2 健康を目的としたレジスタンス運動の実際

　健康を第一に考えると，さまざまな状況下で自らの身体を"支える"ことが重要視される．従って，自分の体重を利用したレジスタンス運動を繰り返し行い，運動中にバランスを崩さない，疲労しにくい身体づくりを目指して実施することが大切である．その際，疲労が強い，痛みがある，あるいは現在の自分には困難な動作であると感じたときには，徐々に回数を増やしたり，何かにつかまって負荷を軽くしたりするなどして，無理なく実施できるように工夫することが大切である．

　以下に健康づくりのための簡単なレジスタンス運動について紹介する．

1．スクワット；下半身を強化する運動（図 3-5）

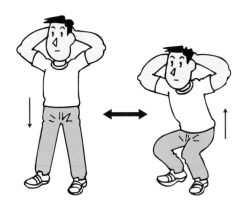

❶ 両手は頭の後ろで組み，肩幅程度に足を開き，背中を伸ばした状態で膝が痛くならない程度まで曲げる．
❷ その位置からバランスを保ちながらゆっくりと元の位置まで戻る．
❸ 1 セット 10 〜 30 回程度を 2 〜 3 セット行う．

図3-5 スクワットのやり方

2. ヒップエクステンション；お尻の筋肉を引き締め，強化する運動（図3-6）

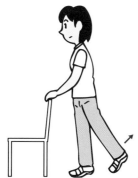

❶ 前に倒れないように椅子や手すりなどで上半身を支える．
（この際，椅子や手すりに体重をかけぎない）
❷ 背すじを伸ばし，腰を動かさないようにして，膝を伸ばしたまま大腿を後ろに高く上げる．
（上半身が前傾したり，反動をつけたり腰が反らないように注意する）
❸ 片側 10 回程度を 1 セットとし，両側 2 〜 3 セット行う．

図3-6 ヒップエクステンションのやり方

3. 上体起こし；腹筋を強化する運動（図3-7）

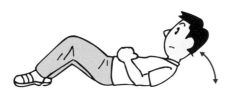

❶ 仰向けで横になり，両膝を軽く曲げ足底は床につける．
❷ 両手は腹の上にのせ，へそをのぞき込むようにして 5 秒程度頭部を持ち上げる．
❸ 腹にのせた手で腹部に力が入っていることを確認しながら，頭部の上げ下ろしを繰り返す．
❹ 1 セット 10 〜 20 回程度を 2 〜 3 セット行う．

図3-7 上体起こしのやり方

4. 上体反らし；脊柱起立筋を強化する運動（図3-8）

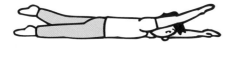

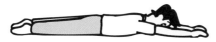

❶ 両手，両足を伸ばした状態でうつ伏せになる．
❷ 右腕と左足を同時に上げ，次に左手と右足を同時に上げる．
（腕は肩から，足は膝を伸ばして大腿から上げ，反動をつけない）
❸ 片側 10 回，両側で 20 回を 1 〜 2 セット行う．

図3-8 上体反らしのやり方

5. 腕立て伏せ；胸部と上腕三頭筋を強化する運動（図 3-9）

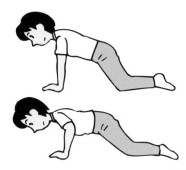

❶ 腕は肩幅に開き，四つん這いになる.
❷ 頭部が後ろに下がらないように両腕で上半身を支え，深く腕の曲げ伸ばしを行う.
　（負荷が軽い場合は，腰を伸ばし上半身を真っ直ぐにする. さらに軽い場合は，両足のつま先と両腕で身体を支える）
❸ 10 回を 1 セットとし，2 ～ 3 セット行う

図3-9 腕立て伏せのやり方

3 ▷ ストレッチ

　ストレッチとは，引き伸ばす・広げるという意味の言葉であり，ストレッチによって筋の柔軟性を向上させ，関節の可動範囲を拡大させることで，運動による障害を予防するという目的を持っている. しかし，一昔前のストレッチは反動をつけて行っていたため，筋が急に伸ばされることで起こる伸張反射を助長し，かえって筋緊張を高め，筋や結合組織の障害を引き起こす危険性があった. 最近では，筋や関節の障害予防のためには，反動をつけずに筋をゆっくりと伸張し，その状態を数十秒間保持するやり方が一般的な方法として定着している.

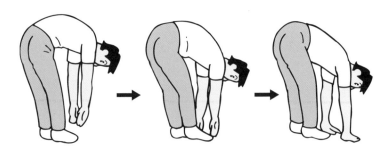

ストレッチのコツは，反動をつけずにゆっくり伸長
（勢いをつけて曲げると，筋緊張が高まり逆効果に！）

1 ストレッチを行う際の注意点

　"反動をつけずに伸張する"といっても，具体的にはいくつかの点に注意しながらストレッチしなければ十分な効果は得られない. 以下にストレッチを行う際の注意点についていくつか示す.

1. 伸張の程度

反動をつけないストレッチであっても，過度のストレッチは筋損傷を招く可能性がある．実際に我々がストレッチを実施する際には，筋からの抵抗を感じる程度の位置で保持し，強い痛みを感じないように実施する．

2. 実施時間

ストレッチ効果が出現する時間については，数秒〜60秒とさまざまな報告がある．これらを集約すると，ひとつの動作を20〜30秒は実施することが望ましい．

3. ターゲットとなる筋を意識する

闇雲に実施しても，目的とする動作に合った筋のストレッチが行われているとは限らない．まず運動に要する筋を把握した上で，対象となる筋のストレッチを実施すべきである．

4. 身体の中心から遠くへ

上腕の下に前腕，大腿の下に下腿というように，身体の中心に近い筋は，それよりも遠い筋を固定する役割を担っている．そのため，身体の中心に近い筋からストレッチしなければ，十分なストレッチ効果は得られない．

5. 呼吸に注意

無理なストレッチを行った際，我々は無意識に呼吸を止めていることが多い．しかし，呼吸を止めて行う動作は筋緊張を高め，血管収縮を助長することで血圧の上昇にもつながる．ストレッチを行う時には，常に"呼吸を止めない"でリラックスして行うことを意識しなければならない．

2 ストレッチの実際

競技成績向上，健康維持，障害の予防・改善など，それぞれの目的に応じたストレッチがあるが，いかなる目的でストレッチを行う場合にも共通していることは，準備体操としていきなりストレッチを行うべきではない．筋が十分に温まっていない状態でストレッチを行うということは，本来のストレッチ効果が得られないだけでなく，筋が温まっていれば感じないような抵抗や痛みを感じることもある．また，筋が冷たく硬い状態では，筋が温まっている状態と同じ動きであっても，筋や腱への負担は大きくなり，断裂などの障害を招く危険性がある．寒い冬に車やオートバイに乗る際，エンジンをかけてすぐに走り出すよりも，エンジンが温まるまで暖気運転をすることがスムーズな走行につながるのと同じように，軽いウォーキング，あるいはジョギングなどを数分間行い，使用する筋が十分に暖まった状態でストレッチを行うことに留意すべきである．

ここでは健康づくりのために毎日の生活で必要とされる筋のストレッチについて，手軽にできる例を紹介する（図3-10）．

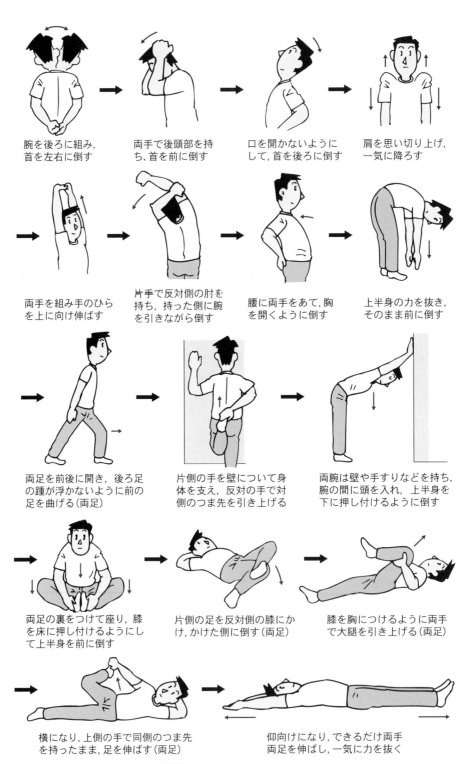

腕を後ろに組み,
首を左右に倒す

両手で後頭部を持
ち,首を前に倒す

口を開かないように
して,首を後ろに倒す

肩を思い切り上げ,
一気に降ろす

両手を組み手のひら
を上に向け伸ばす

片手で反対側の肘を
持ち,持った側に腕
を引きながら倒す

腰に両手をあて,胸
を開くように倒す

上半身の力を抜き,
そのまま前に倒す

両足を前後に開き,後ろ足
の踵が浮かないように前の
足を曲げる(両足)

片側の手を壁について身
体を支え,反対の手で対
側のつま先を引き上げる

両腕は壁や手すりなどを持ち,
腕の間に頭を入れ,上半身を
下に押し付けるように倒す

両足の裏をつけて座り,膝
を床に押し付けるようにし
て上半身を前に倒す

片側の足を反対側の膝にか
け,かけた側に倒す(両足)

膝を胸につけるように両手
で大腿を引き上げる(両足)

横になり,上側の手で同側のつま先
を持ったまま,足を伸ばす(両足)

仰向けになり,できるだけ両手
両足を伸ばし,一気に力を抜く

図3-10 手軽にできるストレッチ

4▷ リラクセーション

リラクセーションとは，弛緩・休養・気晴らしなどの意味を持っており，心身ともに緊張を解きほぐすことを目的としている．ここでいうリラクセーションとは，機械や薬物を使用して外部から緊張を解きほぐすのではなく，自らが調整可能な環境整備や，内部からセルフ・コントロールするものを指している．リラクセーション法としては，座禅やヨガ，自律訓練法などがそれにあたる．"余分な力を抜く" という点ではストレッチと共通しており，両者をあえて分けるとすれば，筋に対してアプローチすることで緊張を解きほぐす手段がストレッチであれば，神経に対してアプローチすることで緊張を解きほぐす手段がリラクセーションと捉えると理解しやすい（**図3-11**）．

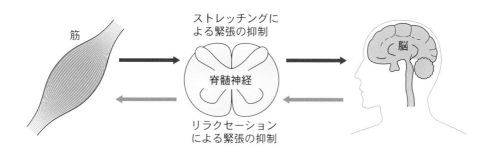

図3-11 リラクセーションとストレッチングの関係

1 リラクセーションの実際

リラクセーションの方法はさまざまであり，150種類以上の方法があるといわれている．また，複数の技法を組み合わせたり，1つの技法をアレンジして用いられることも多く，これらすべてにおいて明確な効果が期待できるとは言い難い．ここでは手軽に実施可能で，その効果についても十分検証されている2つの技法について紹介する．

（1）腹式呼吸法

呼吸法は最も手軽で，かつ心身のコントロールを図るために有効なリラクセーション法の1つである．医療場面でも，過換気症候群やパニック発作などの精神的不安の軽減，筋緊張，疼痛（とうつう）の緩和などの身体的ストレスを軽減する目的で用いられている．

準備（図 3-12）

① 身体を締め付けない服装になる．
② 腹部を意識してゆっくり鼻から息を吸い，口からゆっくりと吐き出す練習をする．
③ 開眼，閉眼，座位，横になるなどいずれの姿勢でも良いので，楽な姿勢で何も考えずに呼吸をしている自分の身体に意識を集中する．この時，周囲の雑音や騒音を気にかけないようにする．

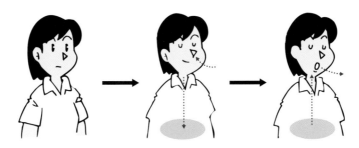

図3-12 腹式呼吸法の準備

（実際）

① 深呼吸により呼吸に意識を向ける．鼻から数回の深呼吸後，口からゆっくり吐き出す．

② 腹部を膨らませるように『1，2，3，4』と数えながら鼻から息を吸う．

③ 吸い込んだ後，『1，2』と数えながらいったん呼吸を止める．

④ その後『1，2，3，4，5，6，7，8』と数えながら，口をすぼめてゆっくりと息を吐き出す．②〜④を8〜10回程度繰り返す．

　初めは4秒吸気，2秒停止，8秒呼気を目安に実施し，慣れてきたら停止時間を長くする．実施中，過換気にならないように呼気は吸気よりも長くする．

（2）漸進的筋弛緩法

　動物は不安や恐怖に直面すると筋を緊張させ身構えるが，我々は危機に直面していなくても，過去の失敗や将来の心配を意識することで，気付かないうちに身体を緊張させ続けている．漸進的筋弛緩法は，この緊張レベルを低下させることで，感情面に対する効果を得る目的で用いられている．

（準備）

① できるだけ静かな環境を準備する．

② 自分が居心地の良い環境で，20分以上保持できる椅子座位になる．

③ "あるがまま" を受け止め受け流すような気持ちで臨む．

④ 気持ちを自分の身体に向け，身体が感じている感覚を意識する．

（実際）

　筋を4つのグループに分けて行う簡易法を示す．すべての動作について，はじめに5〜7秒間緊張させてその感覚を確かめ，その後力を抜いて15〜30秒リラックスした感覚の違いを感じるようにする．

1. 両手・前腕・上腕（図 3-13）

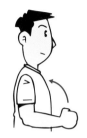

❶ 利き手で握りこぶしをつくり，肘を曲げて上腕に近づける．
❷ その後，一度に力を抜いて弛緩する．
❸ 非利き手も同様に練習し，その後両手同時に練習する．

図3-13 両手・前腕・上腕の漸進的筋弛緩法

2. 頭部・顔面（額，眼，頬，口唇，歯，舌など）・顎・頸部・肩（図 3-14）

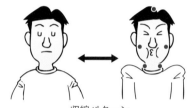

収縮パターン

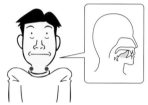

伸展パターン

〈収縮パターン〉

❶ 両眼は堅く閉じ，鼻にしわをよせ，口はおちょぼ口．舌は内側に丸める．
❷ 肩は挙上，力が顔の中心に集中するイメージをもつ．
❸ その後，両眼は閉じた状態で一度に力を抜いて弛緩する．

〈伸展パターン〉

❶ 顎を動かさず，両眼を開け眼球だけを上に向ける．
❷ 鼻の穴を大きく開き，口唇は左右につっぱり，歯をくいしばる．
❸ 舌は口腔内の上につけ，肩は両耳に近づけるようにまっすぐに上げる．
❹ その後，一度に力を抜いて弛緩する．

図3-14 頭部・顔面・顎・頸部・肩の漸進的筋弛緩法

3. 胸部・背部・上腹部（図 3-15）

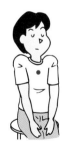 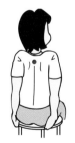 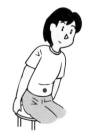

❶ 両肩をできるだけ左右に広げ，胸をはるような姿勢をとる．あるいは，両肩をできるだけ胸の方によせ，胸部の面積を小さくする．
❷ その際，まっすぐに座り，腹をへこますようにして腹筋を引き締める．
❸ その後，一度に力を抜いて楽な姿勢をとる．

図3-15 胸部・背部・上腹部の漸進的筋弛緩法

4. 臀部・陰部周囲・大腿・下腿（図 3-16）

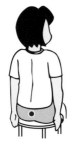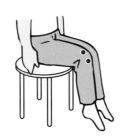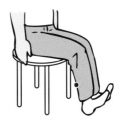

❶ つま先を床につけた状態で下肢全体を伸展させたり，踵を床につけた状態でつま先を伸展し下肢全体を緊張させる．
❷ 臀部は肛門をすぼめるようにして引き締める．
❸ その後，一度に力を抜いて楽な姿勢をとる

図3-16 臀部・陰部周囲・大腿・下腿の漸進的筋弛緩法

---

5 ▷ 肩こり・腰痛体操

　習慣化された不良姿勢は，腰痛や肩こりの最大の原因といっても過言ではないが，我々は安楽を求め，いわゆる"楽な姿勢"をとる傾向にある．しかし，一時的な安楽姿勢は筋や骨にとって非効率的な姿勢である場合が多く，現代社会において腰痛，肩こりを訴える人も少なくない．実際に腰痛や肩こりは，常に我々日本人が訴える自覚症状の上位を占めており，快適な日常生活をおくっていく上で，それは"百害あって一利なし"といえる．

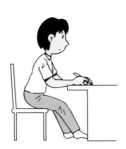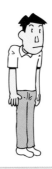

腰痛・肩こりを予防，改善するために

　我々は腰痛や肩こりの症状がひどくならない限り，日常的な予防・改善の努力を怠ってしまいがちである．しかし，前述したように，快適な日常生活をおくっていくためには，常に腰痛・肩こりの予防，改善に努めるべきである．次ページに，簡単な肩こり・腰痛体操を紹介するので，日課として続けて欲しい（図 3-17）．

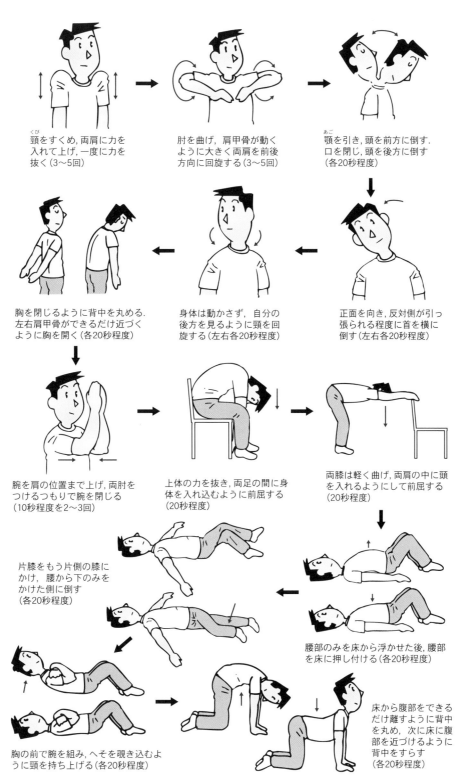

頭をすくめ, 両肩に力を
入れて上げ, 一度に力を
抜く(3〜5回)

肘を曲げ, 肩甲骨が動く
ように大きく両肩を前後
方向に回旋する(3〜5回)

顎を引き, 頭を前方に倒す.
口を閉じ, 頭を後方に倒す
(各20秒程度)

胸を閉じるように背中を丸める.
左右肩甲骨ができるだけ近づく
ように胸を開く(各20秒程度)

身体は動かさず, 自分の
後方を見るように頸を回
旋する(左右各20秒程度)

正面を向き, 反対側が引っ
張られる程度に首を横に
倒す(左右各20秒程度)

腕を肩の位置まで上げ, 両肘を
つけるつもりで腕を閉じる
(10秒程度を2〜3回)

上体の力を抜き, 両足の間に身
体を入れ込むように前屈する
(20秒程度)

両膝は軽く曲げ, 両肩の中に頭
を入れるようにして前屈する
(20秒程度)

片膝をもう片側の膝に
かけ, 腰から下のみを
かけた側に倒す
(各20秒程度)

腰部のみを床から浮かせた後, 腰部
を床に押し付ける(各20秒程度)

胸の前で腕を組み, へそを覗き込むよ
うに頸を持ち上げる(各20秒程度)

床から腹部をできる
だけ離すように背中
を丸め, 次に床に腹
部を近づけるように
背中をそらす
(各20秒程度)

図3-17 簡単な腰痛・肩こり体操

課　題

❶ ウォーキングを実施する際の注意点について具体的に述べなさい.
❷ レジスタンス運動の必要性がなぜ指摘されているのか，その理由について述べなさい.
❸ ストレッチを行う際の注意点について述べなさい.
❹ リラクセーションを行う際の注意点について述べなさい.

●参考文献

1. 荒川唱子, 小板橋喜久代（編）「看護にいかすリラクセーション技法 ホリスティックアプローチ」医学書院
2. Bob Anderson, 小室史恵, 杉山ちなみ（監訳）「STRETCHING」ナップ
3. 福永哲夫（編）「筋の科学事典」朝倉書店
4. 五十嵐透子「リラクセーション法の理論と実際─ヘルスケア・ワーカーのための行動療法入門」医歯薬出版株式会社
5. Jenny Sutcliffe, 中山彰一（監）「もうこわくない腰痛 自分で作るしなやかな腰と背中：ストレッチエクササイズ」産調出版
6. 厚生労働省「2019 年国民生活基礎調査の概況」
7. 栗山節郎（編著）「新ストレッチングの実際」南江堂
8. ㈶健康・体力づくり事業財団「健康ネット / 健康づくり情報 / 身体活動・運動 / 総論」ホームページアドレス：
   http://www.health-net.or.jp/kenkozukuri/healthnews/030/010/c7003/index.html
9. 鈴木重行（編著）「ID ストレッチング第 2 版」三輪書店

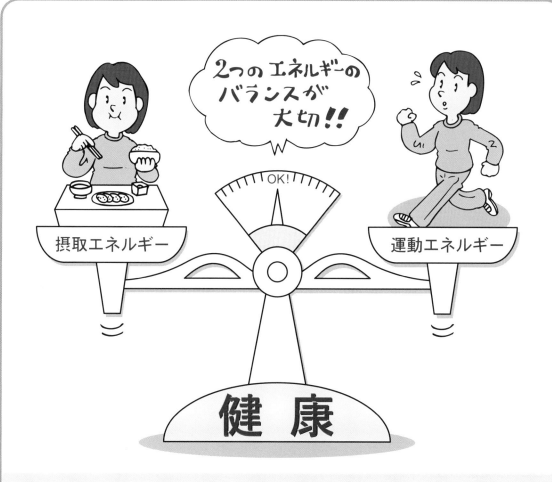

第4章
健康のための栄養

　身体は，60 ～ 100 兆個の細胞で構成され，絶えず分裂しながら生命活動を維持しています．各細胞の一生は 8 時間 ～ 100 日以上と非常に幅があります．つまり，昨日の自己と今日の自己は微妙に異なるのです．では，身体を日々維持していくために何が必要なのでしょうか？

　目には見えませんが，私たちの身体は私たちの生活習慣に多大な影響を受けているといっても過言ではありません．今日の食事や運動，そして睡眠などのあらゆる生活習慣が明日の私たちをつくっているのです．

　そこでこの章では，私たちの健康について考えるために，

　　1▷ 栄養と食生活

　　2▷ 体重管理のための食事と栄養

　　3▷ サプリメントと健康

の順に説明します．

1 ▷ 栄養と食生活

1 日本人の食生活の移り変わりと遺伝子

　人は，1万年位前の縄文時代には竪穴式住居に住み，その食生活は狩猟，採集，漁労に大きく依存していた．主要なエネルギー源は，肉や魚よりもドングリなどの堅果類であった（図4-1）.

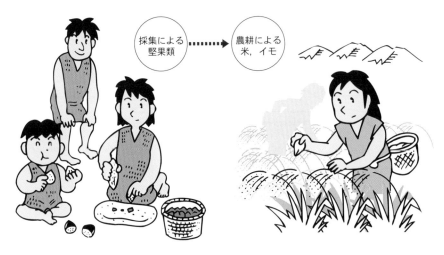

採集による堅果類 ┅┅▶ 農耕による米，イモ

図4-1 主食の移り変わり

　縄文後期や弥生時代になると畑作農耕や稲作が始まった．古墳時代には稲作が本格化し，奈良時代には常食とされるようになった．平安時代には精製技術が進歩し，白米は身分の高い人が食べ，庶民は黒米と呼ばれた精製度の悪い米を食べていた．江戸時代になると裕福な町人は白米を食べていたが，人口の8割を占める農民は米を作ってはいたものの，主食は雑穀やイモであった．

　2000年近くにも及ぶドングリや米，雑穀などを主食とした食生活に，肉類や乳類などの動物性食品が加えられたのは日本人の食生活の中でもつい最近のことである．

　第2次世界大戦直後の日本人は，食糧不足から飢餓状態にあった．しかし戦後60年を迎えた現代社会は，食生活の欧米化や飽食の時代を迎えている．昭和20年頃と比較して米の摂取量が1/2以下に減少する一方で，動物性食品摂取量は6倍にも増加した．

　長い歴史の中で，人類の祖先は天災などによって何度も飢饉にみまわれてきた．このような飢餓の記憶は私たちの身体に遺伝子として受け継がれ，摂取したエネルギーはできるだけ脂肪として蓄積できるように身体が変化した．この遺伝子を**倹約遺伝子**というが，日本人は欧米人に比べ，この遺伝子が多いことが知られている．近年の飽食は，運動不足，過労，喫煙，多量飲酒など，日常の悪しき生活習慣とこの遺伝子によって，日本人に肥満を代表とする生活習慣病を引き起こした．

2 食事をする意味

　私たちは，生体の成長と生存に必要不可欠なエネルギーとさまざまな栄養素を食物として摂取している．図4-2 に示すように食物は歯で細かく砕かれ，胃で分解，可溶化されて腸から吸収される．吸収された栄養素は全身に運ばれ，身体を構成する 60 ～ 100 兆個の細胞の生命活動を維持している．各細胞の一生は 8 時間～ 100 日以上と非常に幅があるが，この生命活動には食事から吸収されたエネルギーや栄養素を利用しているのである．つまり，私たちの身体は日々生まれ変わっており，その身体づくりの基本は，食事をどう摂るかにかかっているのである．

　現代の食生活においては，食事は単に「空腹を満たすため」のものではなく，健康のために自らが正しい知識を持って「選んで食べる時代」になったのである．また食事は，健康の保持・増進，疾病予防の基本であるとともに，QOL との関連が深い．食を通して我々は，おいしさや楽しさ，喜びを得ることができるのである．

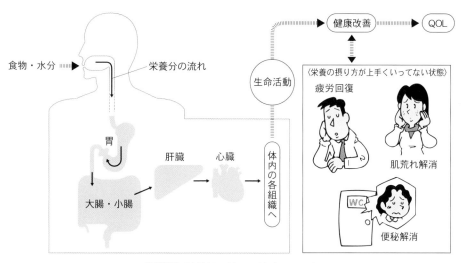

図4-2 栄養分の流れと健康との関係

3 栄養とは？ ―明日の自分をつくる栄養―

　私たちは食物を食べ，その中の成分を消化・吸収し，全身の各組織に運んでいる（図4-2）．そして最終的に不要になったものを尿や便，汗として排泄している．この一連の営みを「栄養」といい，その成分を「栄養素」という．成長や活動のためには，適切な栄養素を組み合わせてバランス良く食べることが大切になる．

　人間に必要な栄養素は，50 種類以上ある．特に重要な栄養素は，炭水化物，脂質，たんぱく質，ビタミン，無機質，水に分けられる．図4-3 にそれぞれの役割とそれらの栄養素がどのような食品に多く含まれているかを示した．以下，順を追ってこれらの栄養素を概説する．

第4章

健康のための栄養

	栄養素	栄養素の働き	どんな食品に多く含まれている？
エネルギーを出す栄養素	炭水化物	・エネルギーのもとになる （脳のエネルギーのもとになる） ・消化を助ける	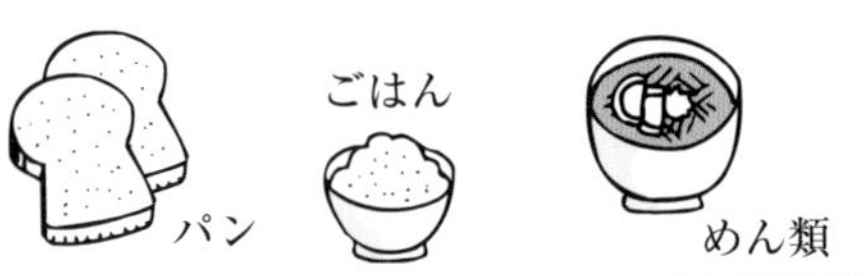 パン　ごはん　めん類
	脂肪	・エネルギーのもとになる ・細胞の膜をつくる	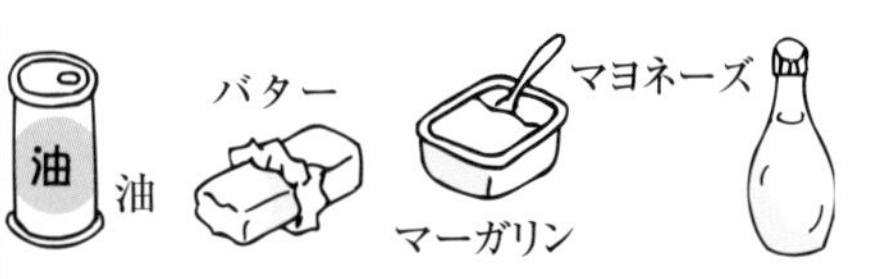 油　バター　マヨネーズ　マーガリン
	たんぱく質	・血液や筋肉をつくる ・エネルギーのもとになる	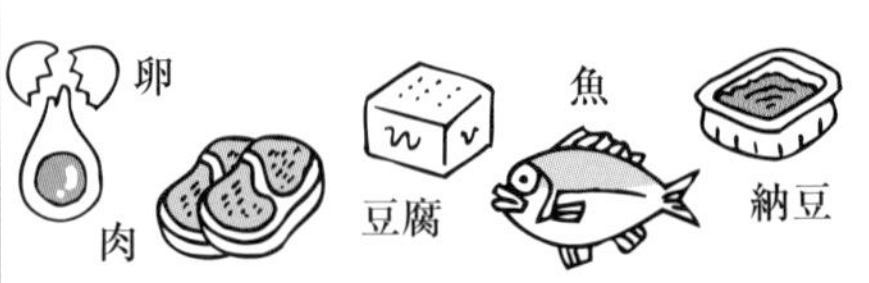 卵　肉　豆腐　魚　納豆
エネルギーを出さない栄養素	カルシウム	・骨や歯の成分になる ・血液の凝固や筋肉の収縮を助ける	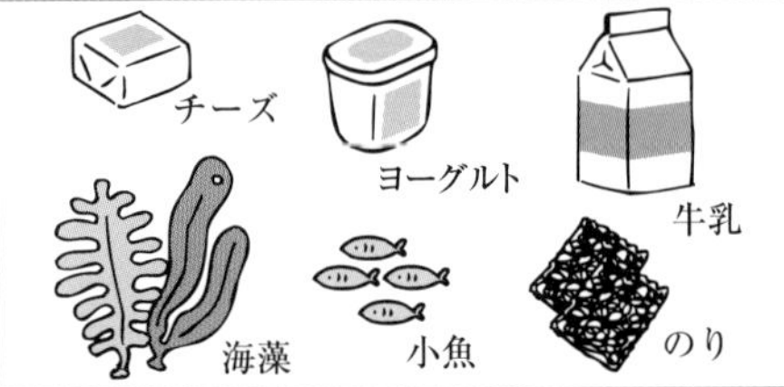 チーズ　ヨーグルト　牛乳
	鉄	・血液をつくる	海藻　小魚　のり
	いろいろなビタミン	・身体の調子を整える	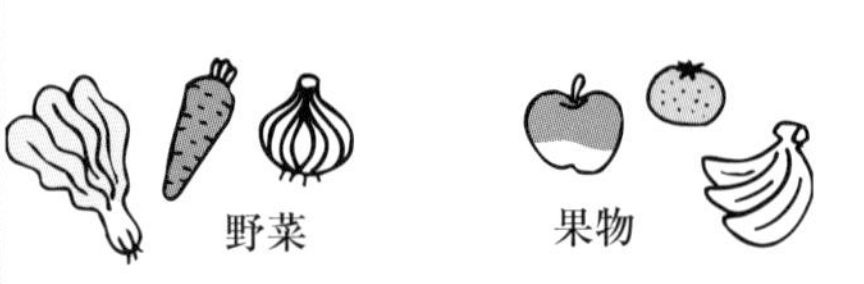 野菜　果物
	水	・栄養素を体中に運ぶ	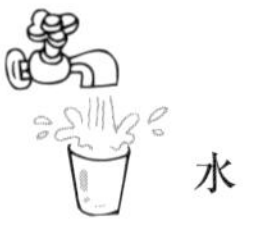 水

図4-3 栄養素とその働き

（足立己幸「からだの中の栄養」大日本図書より引用・改変）

　(1) 炭水化物は，エネルギー源である糖質と，腸の機能をよくし糞便の形成を容易にする食物繊維とに分けられる．糖質は，ごはんやパン，麺類，砂糖や果物に多く含まれ，1 g 当たり 4 kcal のエネルギーがあり，脳活動のためのエネルギーや，運動を行うときのエネルギーとしても利用される．糖質はグリコーゲンとして肝臓や筋肉に貯蔵されるが，その量はわずかである．従って，糖質を摂取しすぎると余剰な糖質は図 4-4 のように脂肪に合成されて，脂肪組織に貯蔵される．

　(2) 脂質は，エネルギー源として貯蔵される中性脂肪と，細胞を構成する脂質のことをいう．食事性脂肪は脂溶性ビタミンなどの消化・吸収にも不可欠であり，バターや植物油などの油脂類に多く含まれているが，肉や魚，卵などさまざまな食品にも含まれている．脂質は，1 g 当たり 9 kcal のエネルギーがあり，図 4-4 のように余剰なたんぱく質や糖質からもつくられ，脂肪組織に貯蔵される．

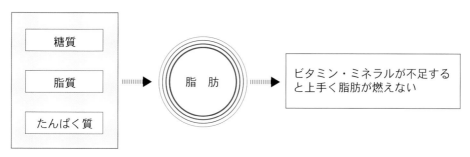

糖質

脂質

たんぱく質

脂　肪

ビタミン・ミネラルが不足する
と上手く脂肪が燃えない

図4-4 過剰な栄養素のゆくえ

　（3）たんぱく質は，身体を構成しているすべての組織や細胞の成分として，人体固形成分の47 〜 54 ％を占めている．また，ホルモンや酵素として身体機能の調節にも関与している．たんぱく質のエネルギーは1 g 当たり4 kcalで，肉や魚，卵，大豆製品などに多く含まれている．たんぱく質を構成している20 種類のアミノ酸のうち，9 種類は体内で合成することができない．このため食事から摂取しなければならず，必須アミノ酸（不可欠アミノ酸）と呼ばれている．

　（4）無機質は，身体を構成する元素のことで，その約88.5 ％が，炭素，酸素，水素，窒素であり，残りの元素をミネラルと呼んでいる．生体にとって不可欠なミネラルは約20 種類あり，それらは，① 骨や歯などの組織の構成成分や筋肉に多く含まれる，② 体液の成分として浸透圧やpH の調節，筋収縮・弛緩，神経の興奮伝達，酵素の活性化，③ ヘモグロビンやインスリンなどの高活性物質の分子を構成する—など重要な役割を担っている．

　（5）ビタミンは，健康な生活を営むために欠くことができない有機物であり，主に脂溶性ビタミンと水溶性ビタミン，そしてその他のビタミン様作用因子に分けることができる．

　表 4-1 に示したように，ビタミンやミネラルは，さまざまな生体の機能を調節している．現代の食生活は，エネルギーを出す栄養素は十分に摂取しているが，ビタミンや無機質などの栄養素は十分に摂取できていないのが特徴である．疲労感や倦怠感がある人は，表 4-1 の「補給を心がけたい人」欄からこれらの栄養素について考えてみることを勧めたい．

　（6）水は，細胞内にあってさまざまな物質の溶媒や細胞の形態保持，細胞外では血液として栄養分，老廃物，熱，ホルモンなどの輸送や組織間液として分布している．体重に占める水の割合は，筋肉と脂肪組織の比率に応じて個体差があるが，体重の約60 ％は水分である．体水分を20 ％喪失すると死亡する恐れがあり，10 ％でも深刻な障害が起きる．水分量は，消化管，腎臓，脳による機能によって，一定に保たれている．

表4-1 ビタミンとミネラルの種類と特徴

ビタミン

種類	主な働き	欠乏症	過剰症	多く含まれる食品	食事摂取基準[1]	補給を心がけたい人
A (レチノール)	視覚，抗酸化作用 目の乾燥に効果がある 増殖細胞・分化の抑制	夜盲症，暗順応反応低下，免疫能の低下	成長停止，皮膚落屑，脱毛，関節痛，甲状腺機能低下	レバー，うなぎ，卵黄，にんじん，かぼちゃ	2700 μgRAE	・目が乾く ・薄暗い時，目が見えにくい ・妊婦・授乳婦
B₁ (チアミン)	糖代謝，炭水化物をエネルギーに変えるとき役立つ，神経の機能維持	脚気，ウエルニッケ・コルサコフ症候群（神経障害）	－	米ぬか，胚芽，豚肉，酵母，ごま，豆類，にんにく	－	・身体が疲れている ・肩こりや腰痛がある ・スポーツをしている
B₂ (リボフラビン)	生体酸化能があり，エネルギー代謝を助ける，皮膚炎・口内炎に効果がある	舌・口角炎，眼膜炎，脂漏性皮膚炎	－	レバー，卵黄，酵母，乾しいたけ，緑黄色野菜，チーズ，肉，乳	－	・肌荒れが気になる ・口内炎になりやすい ・にきびができやすい
B₆ (ピリドキシン他)	アミノ酸代謝 皮膚炎・口内炎などに効果がある	脂漏性皮膚炎，食欲不振，口内炎，中枢神経障害	末梢神経感覚障害，知覚神経障害，シュウ酸腎臓結石	レバー，牛肉，魚類，牛乳，卵，大豆	男性 55 mg 女性 45 mg	・肌荒れが気になる ・口内炎になりやすい
B₁₂ (コバラミン)	異性化反応，造血，アミノ酸や糖質代謝に関与．神経機能維持に関与し，肩こりや腰痛の緩和にも役立つ．	巨赤芽球性貧血（食欲不振，口内炎，ヘモグロビン減少）	－	レバー，肉類，緑黄色野菜，牛乳，チーズ，卵，かき（魚介類）		・貧血気味 ・野菜ばかりに偏る食事 ・妊婦・授乳婦
C (アスコルビン酸)	コラーゲン合成，過酸化脂質の生成抑制，肝臓の解毒，鉄吸収の促進，しみ・そばかすの緩和などに効果	壊血病（毛細血管の出血，骨の発育不全）	－	果物類，野菜類，芋類	－	・しみ・そばかすが気になる ・スポーツや仕事で身体が疲れている ・歯ぐきから出血がある ・妊婦・授乳婦
D (カルシフェロール)	Ca 吸収 骨の成長促進と石灰化に関与	乳児・幼児のくる病，成人の骨軟化症，骨粗鬆症	高カルシウム血症，腎障害，軟組織の石灰化障害	うなぎ，煮干し，しらす干し，いわしなど，きのこ類	100μg	・骨や歯が弱い ・骨を丈夫にしたい ・妊婦・授乳婦

ミネラル

種類	主な働き	欠乏症	過剰症	多く含まれる食品	食事摂取基準[1]	補給を心がけたい人
Ca (カルシウム)	骨の成分，骨や歯の発育に関係する 神経刺激感受性に対する鎮静作用 筋収縮，血液凝固とも関連	骨粗鬆症，筋肉テタニー	泌尿器系結石，ミルクアルカリ症候群，他のミネラル吸収抑制	乳製品，海藻類，魚介類，小魚，大豆製品	2500 mg	・骨や歯が弱い ・高齢者や女性 ・虚弱体質
Fe (鉄)	60～70％がヘモグロビンと結合 酸素の運搬，酵素の活性化	鉄欠乏性貧血，作業能力の低下など	鉄沈着症，便秘，胃腸症状	ひじき，豚レバー，煮干し，しじみ	男性 50 mg 女性 40 mg	・月経のある女性，貧血気味 ・長期の下痢

1）食事摂取基準については，「日本人の食事摂取基準（2020 版）」より，18～29歳の耐容上限量（健康障害が発現しないことが知られている量の最大値）について示した．

4 食生活の現状

(1) 食生活の「飽食化」「欧米化」「簡便化」

　我が国の食生活の現状は，「飽食化」「欧米化」「簡便化」などで表現される．**図4-5** に示すとおり 1946（昭和 21）年の摂取量を 100 とすると，エネルギー摂取量はほぼ横ばいであるが，炭水化物は 70 以下にまで低下し，鉄の摂取量は，60 以下に低下した．ところが動物性たんぱく質と脂質摂取量は，約 50 年間で 3 〜 4 倍増加している．食品レベルでみると米類の摂取量は 1965（昭和 40）年頃には 1 日 350 g 程度あったが，近年では，160 g 程度まで減少した．逆に小麦の摂取量はパン食などの普及により 1.5 倍に増加し，肉や魚などの動物性食品が増加した．つまり，日本人の食生活パターンは，米を中心とした伝統的な和食型から，肉や魚，卵や乳製品などの動物性食品や油脂類を利用した調理方法の普及によって「欧米型」へと変化しているのである．

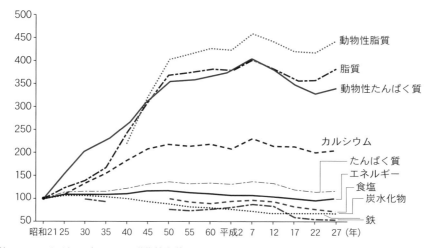

注）鉄については昭和 30 年＝ 100，動物性脂質については昭和 40 年＝ 100，
　　食塩については昭和 50 年＝ 100 としている．

図4-5 栄養素等摂取量の推移（昭和 21 年＝ 100）
（厚生労働省 HP：国民健康・栄養調査結果より作成）

　また，加工食品・冷凍食品や惣菜店の利用，外食産業，ファーストフード店などの利用が増加し，家庭での食事づくりが「簡便化」するなど食生活のパターンも変化してきた．

　近年の国民健康栄養調査によると，エネルギー摂取量の平均値は減少傾向にあり，エネルギー摂取量に占める脂質の割合は，年齢が高くなるほど低くなっている．

(2) 朝食欠食率の増加

　食習慣についてもさまざまな問題が指摘されている．特に，**朝食の欠食率**は，1999 年以降，男女とも全体的に増加しており，特に 20 歳台で最も高く，男性で約 3 割，女性で約 2 割であった（**図 4-6**）．20 歳台の一人暮らしに限った朝食欠食率は，男性で約 7 割，女性で約 3 割と一人暮らしの若者に朝食欠食が多いことが分かった．朝食欠食が始まった

第**4**章

健康のための栄養

時期については，男女共に「小学校頃から」と回答した者の比率が増加しているが，幼児期や学童期の3〜5％の子供たちは朝食を欠食し，高校生にいたっては約13％が朝食を欠食している．このことから子供の頃からの食習慣改善・食知識の普及が重要である．

　欠食をすると一定に保たれていた血液中の血糖値が低下する．身体は低血糖状態に陥ると，脂肪細胞から遊離脂肪酸を血中に放出して活動エネルギーを補うが，脳の活動エネルギーは糖質だけであるため，朝食を摂取しなければ，脳の活動は活発にならない．そうなれば，身体の各器官も正常に機能できなくなる．朝食欠食の理由は，食欲がない，起きられない，時間がないなどである．「眠いから朝食を食べない」というのではなく，「朝食を食べることで目が覚める」ということを知る必要がある．

　朝食を欠食すると脳の働きが悪くなり，集中力や記憶力が落ちる．また，1日の栄養バランスがとりにくくなる．さらに「便秘しやすい」「疲れやすい」「太りやすい」といった不定愁訴を訴える者が多くなる．近年，朝食欠食に伴う子供の不定愁訴や学力低下が注目され，「早寝，早起き，朝ごはん」運動が展開されている．前述したように子供の親世代の朝食欠食率も高いことから，子供や親世代への「食育」を行うことで，食生活の改善を図る必要がある．

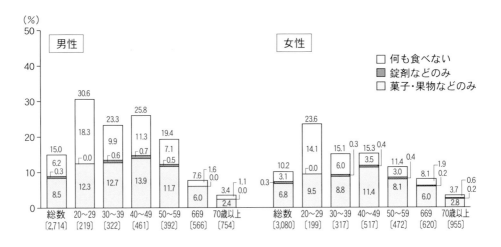

図4-6 朝食の欠食率（1歳以上）
（「平成29年国民健康・栄養調査の概要」厚生労働省より改変）

(3) 食料自給率の低下と食品ロス率の増加という矛盾

　日本の**食料自給率**は，供給熱量自給率（カロリーベース）で1965年に73％であったものが，2010年では39％にまで下がっている．これは，主要先進国の中で最低水準である．**表4-2**に示すように米や野菜，鶏卵などは比較的自給率は高いが，小麦，大豆，砂糖類，油脂類は輸入に頼っているのが現状である．輸入によって食料を得ることは，輸送による食品の劣化・腐敗を防止するために農薬や防腐剤を多量に使用している食品の安全性

や，輸送のための燃料コストの増大，それに伴う二酸化炭素排出による環境破壊など多くの問題を抱えている．

　我が国では食料の約 60 ％ を輸入に依存しているにもかかわらず，大量の可食部分の廃棄，いわゆる食品ロスを出している．農林水産省の「食品ロス統計調査報告」によると，2009 年の食品ロス率は一般家庭で 3.7 ％，外食産業は 3.2 ％であった．食品ロス率が高いのは，野菜類，果物類，魚介類となっており，食事を残す理由は，「料理の量が多かったため」が主な理由であり，食品を捨てる理由では，「食べる見込みがないため」となっている．

　世界では約 7 億 9500 万人が栄養不足状態にあるとされている．世界の栄養不良人口が増大している一方で，我が国では食品ロスや環境への負荷が問題になっている．我が国の食料自給率が，37 ％しかないことを忘れてはならない．

表4-2 食用農水産物の自給率の推移 （単位：％）

		1975 (S 50)	1985 (S 60)	1995 (H 7)	2000 (H 12)	2005 (H 17)	2010 (H 22)	2015 (H 27)	2020 (R 2) ※概算
主要農水産物の品目別自給率	米	110	107	104	95	95	97	98	97
	小　麦	4	14	7	11	14	9	15	15
	豆　類	9	8	5	7	7	8	9	8
	野　菜	99	95	85	81	79	81	80	80
	果　実	84	77	49	44	41	38	41	38
	鶏　卵	97	98	96	95	94	96	96	97
	牛乳・乳製品	81	85	72	68	68	67	62	61
	肉　類	77	81	57	52	54	56	54	53
	砂糖類	15	33	31	29	34	26	33	36
	魚介類	99	96	57	53	51	54	55	55
飼料用を含む穀物全体の自給率		40	31	30	28	28	27	29	28
主食用穀物自給率		69	69	65	60	61	59	61	60
供給熱量ベースの総合食料自給率		54	53	43	40	40	39	39	37

（農林水産省 HP「日本の食料自給率」より抜粋）

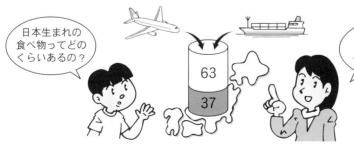

日本生まれの食べ物ってどのくらいあるの？

日本のカロリーベースの食料自給率は37％．その多くを外国に頼っているのよ．

63
37

5 健康づくりのための栄養と食生活

(1) 食生活指針

厚生労働省および農林水産省の 3 省が合同で，2000 年に「**食生活指針**」を策定した．

表4-3 「食生活指針」（2016 年）

食生活指針	食生活指針の実践
食事を楽しみましょう．	・毎日の食事で，健康寿命をのばしましょう． ・おいしい食事を，味わいながらゆっくりよく噛んで食べましょう． ・家族の団らんや人との交流を大切に，また，食事づくりに参加しましょう．
1 日の食事のリズムから，健やかな生活リズムを	・朝食で，いきいきした 1 日を始めましょう． ・夜食や間食はとりすぎないようにしましょう． ・飲酒はほどほどにしましょう．
適度な運動とバランスのよい食事で，適正体重の維持を．	・普段から体重を量り，食事量に気をつけましょう． ・普段から意識して身体を動かすようにしましょう． ・無理な減量はやめましょう． ・特に若年女性のやせ，高齢者の低栄養にも気をつけましょう．
主食，主菜，副菜を基本に，食事のバランスを．	・多様な食品を組み合わせましょう． ・調理方法が偏らないようにしましょう． ・手作りと外食や加工食品・調理食品を上手に組み合わせましょう．
ごはんなどの穀類をしっかりと．	・穀類を毎食とって，糖質からのエネルギー摂取を適正に保ちましょう． ・日本の気候・風土に適している米などの穀類を利用しましょう．
野菜・果物，牛乳・乳製品，豆類，魚なども組み合わせて．	・たっぷり野菜と毎日の果物で，ビタミン，ミネラル，食物繊維をとりましょう． ・牛乳・乳製品，緑黄色野菜，豆類，小魚などで，カルシウムを十分にとりましょう．
食塩は控えめに，脂肪は質と量を考えて．	・食塩の多い食品や料理を控えめにしましょう．食塩摂取量の目標値は，男性で 1 日 8 g 未満，女性で 7 g 未満とされています． ・動物，植物，魚由来の脂肪をバランスよくとりましょう． ・栄養成分表示を見て，食品や外食を選ぶ習慣を身につけましょう．
日本の食文化や地域の産物を活かし，郷土の味の継承を．	・「和食」をはじめとした日本の食文化を大切にして，日々の食生活に活かしましょう． ・地域の産物や旬の素材を使うとともに，行事食を取り入れながら，自然の恵みや四季の変化を楽しみましょう． ・食材に関する知識や調理技術を身につけましょう． ・地域や家庭で受け継がれてきた料理や作法を伝えていきましょう．
食料資源を大切に，無駄や廃棄の少ない食生活を．	・まだ食べられるのに廃棄されている食品ロスを減らしましょう． ・調理や保存を上手にして，食べ残しのない適量を心がけましょう． ・賞味期限や消費期限を考えて利用しましょう．
「食」に関する理解を深め，食生活を見直してみましょう．	・子供のころから，食生活を大切にしましょう． ・家庭や学校，地域で，食品の安全性を含めた「食」に関する知識や理解を深め，望ましい習慣を身につけましょう． ・家族や仲間と，食生活を考えたり，話し合ったりしてみましょう． ・自分たちの健康目標をつくり，よりよい食生活を目指しましょう．

いずれも健康の保持・増進を目的として，我が国の食生活に関わる問題点を改善するために，具体的な実践を進めていく手だての１つとして策定されたものである．さらに2016年6月には16年ぶりに「食生活指針」の改定が行われた．表 4-3 に示した「食生活指針」を食生活の目標として，日々の生活に取り入れてもらいたい．

(2) 食事バランスガイド

　厚生労働省と農林水産省は，「食生活指針」を具体的な行動に結びつけるために，食事の望ましい組み合わせや１日に必要な食事の摂取量とメニューがひと目で分かる「**食事バランスガイド**」を作成した．これは，「何を」「どれだけ」食べればよいのかという質問に答えるために大まかな食事の目安が絵で把握できるように工夫された教材である．図 4-7 のようにコマの形をしており，食事のバランスが悪くなるとコマが倒れてしまうが，継続的に運動し回転させることで安定するようになっている．コマの軸は水分で表し，その重要性を強調している．コマの紐は菓子・嗜好飲料として表し，食事全体の中で量的なバランスを考えて適度に摂取する必要性があることから「楽しく適度に」というメッセージとともに表現されている．コマの図には，１日の摂取量として望ましいメニューの例が，「主食」「副菜」「主菜」「牛乳・乳製品」「果物」の５つのグループに分けて示され，およその量が「つ（SV）」を単位として示されている．

　食事バランスガイドの活用に当たっては，性・年齢・身体活動量から自分自身の１日の「摂取の目安」を把握する．摂取の目安が確認できたら，次に，「いつ」「何を」「どれだけ」食べたか，食事区分別に食べた料理名を記入する．図 4-8 の『主な料理・食品のサービング「つ（SV）」一覧』を見て，食べた料理のサービング数を確認しながら，主食，副菜，主菜，牛乳・乳製品，果物別にコマの値を塗りつぶす．間食は最も近い食事区分に含める．１日分をまとめて「主食」「副菜」「主菜」「牛乳・乳製品」「果物」のグループごとに塗りつぶし，自分の１日の「摂取の目安」と比較する．２つを比較することでおおよその過不足が分かるようになっており，ほぼ同じであれば食事バランスは良く，コマがよく回る．

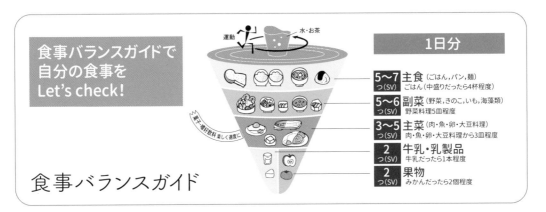

■1 まず，自分自身の1日の「摂取の目安」を，Check！

下表から自分に該当するところを選び，自分自身が1日に「何を」「どれだけ」食べたらよいかの「摂取の目安」を把握しましょう．

◆対象特性別，料理区分における摂取の目安 ［単位：つ（SV）］

男　性	エネルギー	主食	副菜	主菜	牛乳・乳製品	果物	女　性
6〜9歳 身体活動量低い 70歳以上 身体活動量ふつう以上 10〜11歳	1,400 kcal 〜2,000kcal	4〜5つ	5〜6つ	3〜4つ	2つ （子どもは 2〜3つ）	2つ	6〜11歳 70歳以上 身体活動量低い 12〜17歳 18〜69歳 身体活動量ふつう以上
	2,200 kcal ±200 kcal	5〜7つ	5〜6つ	3〜5つ	2つ （子どもは 2〜3つ）	2つ	
身体活動量低い 12〜17歳 18〜69歳 身体活動量ふつう以上	2,400 kcal 〜3,000 kcal	6〜8つ	6〜7つ	4〜6つ	2〜3つ （子どもは 2〜4つ）	2〜3つ	

■2 いつ「何を」「どれだけ」食べたかを，Check！

① コマの下のトレイに，食べた料理名を記入します．　② 右ページの『主な料理・食品のサービング「つ（SV）」一覧』を参考にして，朝食，昼食，夕食で食べた料理のサービング数をチェックします．　③ そのサービング数に合わせて，主食，副菜，主菜，牛乳・乳製品，果物別に，該当するコマの数値を塗りつぶします．　④ 間食は，最も近い食事区分に含めて記入しましょう．　⑤「1日分」のコマに，朝食，昼食，夕食の数値の合計を塗りつぶして，自分の1日の「摂取の目安」と比べてみましょう．ほぼ同じだったら，あなたの食事はバランスOK．多い，少ないがある場合は，目標を立てて食生活の改善に取り組みましょう．　⑥ 2週間に1回程度，体重やウエストサイズをチェックして，全体量（エネルギー）をコントロールしましょう．

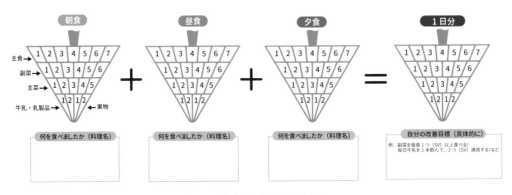

図4-7　食事バランスガイド
（図4-7 および図4-8 は，社団法人日本栄養士会「食事バランスガイドの活用法」より引用）

◆『主な料理・食品のサービング「つ（SV）」一覧』

料理区分別		サービング数：つ（SV）			

主食

米類（めし）

1	1.5	2	
・白がゆ ・ご飯・S（茶碗軽く1杯分） ・おにぎり（1個分）	・ご飯・M （茶碗1杯分）	・ご飯・L（茶碗大盛1杯分） ・エビピラフ 副菜1 主菜1 ・すし（にぎり）☆ 主菜2 ・親子丼 副菜1 主菜2 ・天丼 主菜1 ・ビビンバ☆ 副菜2 主菜2	・うな重☆ 主菜3 ・チキンライス● 主菜1 ・チャーハン 副菜1 主菜2 ・カレーライス● 副菜2 主菜2 ・かつ丼 副菜1 主菜3

パン類

1			2
・食パン（1枚） ・ぶどうパン（1個） ・ロールパン（2個） ・調理パン（1個）	・ピザトースト 牛乳・乳製品4 ・クロワッサン（2個）● ・ハンバーガー● 主菜2 ・ミックスサンドイッチ☆ 　副菜1 主菜1 牛乳・乳製品1		

めん類

1		2	
・マカロニグラタン 牛乳・乳製品2 ・やきそば 副菜1 主菜1		・かけうどん☆ ・ラーメン☆ ・チャーシューメン☆ 副菜1 主菜1 ・ざるそば☆ ・スパゲティ（ナポリタン）副菜1	・天ぷらうどん☆ 主菜1 ・天津麺●☆ 主菜1

その他の穀物食品

1			
・たこ焼 主菜1 ・お好み焼き● 副菜1 主菜3			

副菜

野菜

1		2	
【緑黄色野菜】 ・冷やしトマト ・ほうれん草のお浸し ・にんじんのバター煮 ・春菊のごまあえ ・ゆでブロッコリー ・小松菜の炒め煮 ・かぼちゃの煮物	【淡色野菜】 ・根菜の汁　・なます ・きゅうりのもろみ添え　・きんぴらごぼう ・きゅうりとわかめの酢の物　・切り干し大根の煮物 ・キャベツのサラダ　・コーンスープ ・レタスときゅうりのサラダ　・もやしにら炒め ・野菜スープ　・野菜の天ぷら ・枝豆	【緑黄色野菜】 ・ほうれん草の中国風炒め物	【淡色野菜】 ・野菜の煮しめ ・なすのしぎやき ・キャベツの炒め物

いも類

・じゃがいものみそ汁 ・ポテトフライ ・ふかしいも	・ポテトサラダ	・里芋の煮物 ・じゃがいもの煮物 ・コロッケ	

大豆以外の豆類

・うずら豆の含め煮			

きのこ類

・きのこのバター炒め			

海藻類

・海藻とツナのサラダ ・ひじきの煮物			

主菜

肉類

1	2	3	4	5
・ウィンナーのソテー ・ロールキャベツ 副菜3 ・肉じゃが 副菜3	・やきとり ・ギョーザ 副菜1 ・クリームシチュー 副菜3 牛乳・乳製品1	・鶏肉のからあげ● ・豚肉のしょうが焼き● ・とんかつ● ・ハンバーグ● 副菜1 ・酢豚● 副菜1	・すき焼き● 副菜1	・ビーフステーキ●

魚類

	2	3		
	・さしみ　・南蛮漬け ・干物　・おでん● 副菜4 ・魚の塩焼き　・魚のフライ ・煮魚　・天ぷら（盛り合わせ）● ・魚の照り焼き　副菜1	・魚のムニエル		

卵類

	2			
・茶碗蒸し ・目玉焼き	・卵焼き ・スクランブルエッグ（オムレツ）			

大豆・大豆製品

	2			
・冷奴 ・納豆	・がんもどきの煮物 副菜1 ・麻婆豆腐			

牛乳・乳製品

1	2
・ヨーグルト（1個） ・プロセスチーズ（スライスチーズ）（1切）	・牛乳（1本）

果物

1			
・桃（1個）　・りんご（半分）　・ぶどう（半房） ・みかん（1個）　・梨（半分）　・かき（1個）			

※1 各料理のサイズは，日本人が平均的に食べているサイズを基準として，サービング数「つ(SV)」を決めています。
　量について，特に記載がないものは，1人前または1皿分の「つ(SV)」です。

※2 ●印は脂質を20g以上含む料理，☆印は食塩相当量3g以上を含む料理。

※3 （　　）は，複合的料理，すなわち1品で主食と主菜など2種類以上の区分を含む料理の組み合わせを表しています。数字はサイズを示します。

フードガイド（仮称）検討会報告書，参考資料3・4を基に作成。　資料提供：針谷順子（高知大学教育学部）

図4-8 主な料理・食品のサービング「つ（SV）」一覧

(3) 食習慣も健康づくりには重要

　健康づくりのためには，食習慣も大切な要素となる．**表 4-4** に問題点を挙げた．食事バランスガイドで，1 日の摂取量が目安量とほぼ同じであったとしても，朝食を欠食して昼食と夕食で目安量を満たしているとしたら，それを健康のためによいといえるだろうか．

　図 4-9 に示すように，欠食をすると血糖値は低下するが，まとめ食いをすると吸収率が高まり血糖値が高くなり，大量のインスリンが分泌して，中性脂肪となり脂肪として蓄積される．さらに，間食を頻繁に摂ると常に血糖値が高い状態となり，エネルギーの過剰分は脂肪として蓄積される．また早食いが習慣化すると，満腹中枢を刺激する前にどんどん食べてしまうので過食につながる．遅い夕食や夜食，飲酒は，成長ホルモンなどの分泌によって脂肪が蓄積されやすくなる．このように食習慣の乱れによって肥満になりやすいことが分かる．

　つまり，食事バランスガイドによって食事量を確認し，**表 4-5** のように 3 食決まった時間に，30 回噛んで食べ，ゆっくり 30 分かけて食べる．夕食は早めに摂り，夜食は食べないといった食習慣を実践するとよいのである．

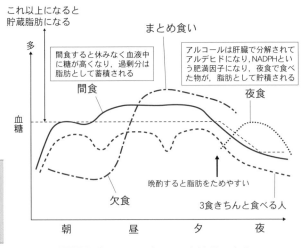

表4-4 食習慣の問題点

欠食・まとめ食い
間食
早食い
遅い夕食・夜食

表4-5 正しい食習慣

・3 食決まった時間に食べる
・1 口 30 回噛む
・ゆっくり 30 分かけて食べる
・間食・夜食は控える
・食事はしっかりとる

図4-9 食事の摂り方による血糖値の変化

2 ▷ 体重管理のための食事と栄養

1 なぜ肥満は起きる（体重増加に隠れた生活習慣）

　通常，適切な**体脂肪率**は，男性で 15 ～ 20 ％，女性で 20 ～ 25 ％である．肥満になる原因としては，過食や運動不足，生活環境，加齢，遺伝などがある．肥満は主に細胞の肥大を特徴とし，脂肪細胞は 1000 倍も拡張することが可能である．脂肪細胞の数は乳幼児期や青年期の成長過程で増えるが，脂肪量が収容量に達したときは成人になっても起こる

可能性がある．体重が減少しても脂肪細胞が減ることはまれである．このため脂肪細胞に脂肪が蓄積しないようにすることが予防の鍵となる．貯蔵される脂肪の大半は，食事性の中性脂肪に由来する．過剰な脂質の摂取に限らず，炭水化物やたんぱく質もまた肝臓で脂肪酸に変換され，脂肪として蓄積される．

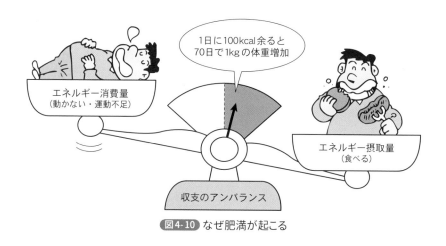

図4-10 なぜ肥満が起こる

　体重は，図4-10のように食事によるエネルギー摂取量と運動などによるエネルギー消費量の差が長期的に持続することによって決定される．図4-11に示すように，摂取エネルギーが消費エネルギーよりも多い場合は，過剰にエネルギーが余るために脂肪として蓄積される．逆に摂取エネルギーが1800 kcalと同じであっても，消費エネルギー量がより多ければ活動エネルギーを補うために身体の脂肪などからエネルギーが利用されるため，減量につながる．エネルギー消費量を決定づけるのは「日常生活における身体活動」の積み重ねといえる．

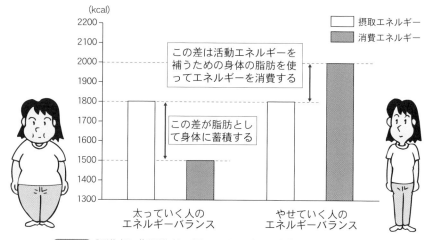

図4-11 肥満者と非肥満者の摂取エネルギーと消費エネルギーの違い

2 ダイエットを成功させるために

　ダイエットを成功させるためには，食事や運動などのライフスタイルを改善するとよい．減量の目標設定にあたっては，軽度または中等度の減量が望ましい．肥満者がわずかでも体重を減らすと，たとえ初期体重の5〜10％の減量であっても肥満合併症の程度が軽減し，短期的に健康が増進する可能性がある．表4-6に無理のないダイエットのための計画案を示した．

表4-6　無理のないダイエットのための計画案

❶ あなたの体重は？　→63 kg ❷ 当面目標とする体重は？　→60 kg ❸ 目標達成までの期間は？　→3か月 ❹ 目標達成まで減らさなければならないエネルギーは？ 　　(63−60) kg × 7000 kcal = 21,000 kcal 　1日当たりの量に直すと 　　21,000 kcal ÷ (3か月× 30日) = 233 kcal ❺ エネルギー量はどのように減らしますか？ 　食事で　→100 kcal + α kcal 　運動で　→133 kcal + α kcal　　1日 233 kcal + α kcal 　※1 kgの脂肪を減らすために 7,000 kcal 消費する．	❻ 1日100 kcal 食事で摂取エネルギーを減らすには？ 　食生活内容のチェック　→リズム，量，バランス 　※特に間食，甘い飲み物，油料理の摂り方などを見直す． ❼ 1日133 kcal 運動で消費エネルギーを増やすには？ 　今までの生活の中で，少しでも身体活動を増やす工夫をする． 　例えば，通勤・通学を自転車や歩行にできないか． ❽ 体重計測は毎日．具体的に❻，❼について決めたことは，毎日守れているか記録しましょう． ❾ 効果判定　1か月後に1 kg減が目標です．上手く減量ができても過信は禁物．維持することが大切．失敗の場合は，❽の記録を見て反省し改善点を探り実践．計画の再検討も有．

注）❺のエネルギー設定にあたっては，身体が恒常性を保つため計算上よりも減量するエネルギーを多くする必要がある．

(1) 減量の速度

　減量を行う場合，絶食や超低カロリー食のように摂取エネルギー量を激減させると，貯蔵脂肪のみならず，筋肉中のたんぱく質も減少させてしまう．しかし長期的に減量を計画し，適度なエネルギー制限と運動を組み合わせれば貯蔵脂肪が減少し，筋肉中のたんぱく質組織の減少を抑えることができる．

(2) ライフスタイルの改善

　安静時のエネルギーの利用と筋肉量には関係があり，筋肉が多い人は，寝ていてもより多くのエネルギーを消費する．運動不足による筋肉の減少は，「よりエネルギー消費の少ない身体に変化した」というサインなのである．まずは，規則正しく，できるだけ身体を動かすことが鍵となる．しかし無理をすると逆に継続の障害となるため，軽度な運動からはじめることが重要である．

(3) ダイエット ＝ 過度のエネルギー制限食 ではない

　ダイエットというと，すぐに過度のエネルギー制限食を考える人が多い．過度のエネルギー制限を長期にわたって継続するのは困難であり，すぐにリバウンドしてしまうことがよくある．エネルギーは最低でも1,200 kcal 以上摂取するのが好ましい．その人に見合った健康食を1,800 kcalとすると，炭水化物は総エネルギーの50〜60％，たんぱく質はエ

ネルギーに変換されないように，総エネルギーの15〜20％にする．

　減量は表4-6に示すように計画を立て，食事は，食習慣の改善，食品選択，調理方法の選択を行うことによって，摂取エネルギー量を減らすことが重要である．

　表4-7を見ても分かるように間食を控えるだけで，容易に100〜200 kcalの制限ができる．また同じ材料であっても，表4-8のように調理過程で多くの調味料を使用する場合には，エネルギーが倍増する．蒸す，焼くなどの調理方法を工夫するとエネルギーを抑えることができる．しかし調理方法に注意しても，調理後マヨネーズやオイル入りのドレッシングを利用するとエネルギーが増加してしまうので注意したい．

表4-7 間食のエネルギー

ショートケーキ	1つ	360 kcal	オレンジジュース	200 mL	84 kcal
チョコレート	1カケ5 g	28 kcal	コーラ	500 mL	230 kcal
あめ	1個5 g	20 kcal	ドーナツ	1個50 g	194 kcal
ポテトチップス	1袋90 g	500 kcal	フライドチキン	1本80 g	190 kcal

表4-8 調理方法で白身魚60 gのエネルギー量は変化する：油や調味料に注目

調理方法	フライ	天ぷら	ムニエル	から揚げ	煮つけ	蒸し物
調味料	小麦粉3 g 卵5 g パン粉3 g 油8 g マヨネーズ12 g	小麦粉5 g 卵3 g 油9 g みりん3 g	小麦粉3 g バター5 g ケチャップ10 g	小麦粉3 g 油5 g	砂糖3 g しょうゆ3 g	なし
合計エネルギー	250 kcal	180 kcal	125 kcal	120 kcal	75 kcal	65 kcal

　図4-12に健康食の献立のポイントを示した．食事のカサを減らさないためにも図のように皿の大きさや配置を決め，多種類の食材を食べるように心がける．主食は，ごはんを中心にする．ごはんは腹持ちもよく，小麦やその他の糖質食品と比較して，血糖値が緩やかに上昇するため，減量に適している．

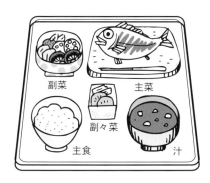

●健康食の献立のポイント●　和食を1日2回に!!

主　食：ごはん，麦や雑穀を入れて繊維を補給
主　菜：肉・魚・卵・大豆製品を用いてメインのおかず
　　　　味の重点は主菜に，他の料理は薄味に心がける
副　菜：いも・豆・野菜・きのこ・海藻で温かい料理を
　　　　（煮物など）
副々菜：野菜・海藻・きのこ・いも・豆で冷たい料理を
　　　　（和え物）
　汁　：主食から副々菜の料理を考慮して決定，毎食つ
　　　　けると塩分が多くなってしまうので1日2回まで

図4-12 健康食の献立のポイント

3 危険なダイエット法とその判断基準

　たまごダイエットにリンゴダイエット，たくさんのダイエット法が続々と紹介されている．こうしたプログラムの中には，合理的で適切なものもあるが，一方で，最小の努力で素早く結果が出ることを強調しすぎた危険なダイエット法もある．これらのダイエットを長期的に行うと栄養不足や体調不調などの健康障害を招きかねない．表4-9に，危険なダイエット法を回避するための判断基準を示した．

表4-9　危険なダイエット法を回避するための判断基準

❶ 情報に惑わされず，医学・栄養学の信頼のおける根拠があるものを選ぶ
❷ 常に健康的なものを選択する
❸ 流行のダイエットに進む前に考え，内容を検討する
❹ 総エネルギーに対して 15 〜 20 ％のたんぱく質，30 ％以下の脂肪の摂取を維持しているか確認する．
❺ 通常の食物ではなく，サプリメント，ピル，薬物の服用を提唱していないか
❻ ダイエットに効果があるとして，「疾病の治癒」「疾病を引き起こす」などの記載がないか
❼ 食物の形態（生か冷凍かなど）について強調していないか
❽ これをやれば効果があるなどの断定的な表現がないか

4 ダイエット中の体重変化に関する問題点

　図4-13にダイエット中によくある問題点について示した．

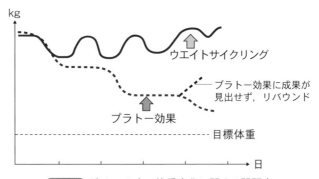

図4-13　ダイエット中の体重変化に関する問題点

(1) プラトー効果

　減量していると体重が安定し，しばらくの間同じレベルを維持することがある．これをプラトー効果といっている．減量により過剰脂肪組織を支持していた筋肉の消失が起こった場合，基礎代謝が低下する．体重が減少した身体では，体重の負荷が減った分，動き回るためのエネルギー消費も少なくてすむ．結果として消費エネルギーが減少し，最終的には消費エネルギーと摂取エネルギーが等しくなるため，体重に変化が現れない．この場合，栄養摂取量や身体活動量がさらに変化しない限り成果が見出せず，減量はこの時点で終了

してしまう．減量の効果が消失すると，やる気を失いその状況からリバウンドする人も少なくない．

(2) ウエイトサイクリング

ダイエット経験者が，生涯に何度も体重の増減を繰り返すことを**ヨーヨー効果**，または**ウエイトサイクリング**といっている．食事制限のみの減量とリバウンドを繰り返すたびに筋肉が減少し，基礎代謝が低下するために，同じ量を減量するのにも時間がかかり，逆に増量には時間がかからなくなる．

3▷ サプリメントと健康

サプリメントは，補足，追加という意味で，主にたんぱく質，ビタミン，ミネラルなどの特定の栄養素を主成分とした栄養補助剤や栄養補助食品のことである．いわゆる「ビタミン剤」もビタミンを主成分にしたサプリメントといえる．

「食の欧米化」により炭水化物，たんぱく質，脂質の3大栄養素の摂取は十分であるものの，これらを代謝するために必要なビタミン，ミネラルの摂取は不足傾向にある．これらを補うためにサプリメントは急激に普及した．今やコンビニエンスストアでも気軽に販売され，ダイエット，アンチエイジング，美肌などさまざまな形で利用されている．しかし，サプリメントは成分が凝縮されているので，食物よりも摂りすぎにつながりやすい．**表4-10**にサプリメントの利用と注意点を示した．いくら健康に役立つといっても飲みすぎは禁物である．ビタミンB群，ビタミンCなどは，水溶性ビタミンであるため，少し多く取っても不要な分は尿から排泄されるが，脂溶性ビタミン（D，A，K，E）は，摂りすぎると尿中にはほとんど排泄されず，異常に蓄積することによって甲状腺機能異常などを誘発する可能性がある．

「これを食べると○○が治る」といった魔法の食べ物はない．マスメディアの情報や広告に流されることなく，まず自分の食生活を見直し，毎日の食事から栄養素をバランスよく摂るように心がける必要がある．

表4-10 サプリメントの利用と注意点

❶ 疾病の治療・予防が目的ではない
❷ 過剰な摂取は避ける
❸ 利用するときは表示されている摂取量や注意事項を守る
❹ 大量購入は避ける
❺ 誇大な広告・宣伝やチラシには惑わされず，冷静に判断する

課 題

❶ 私たちが食事をする意味について述べなさい.

❷ 現代の食生活の問題点について述べなさい.

❸ 健康づくりのための食生活のあり方とは何か述べなさい.

❹ 食事バランスガイドで,あなたの食事バランスをチェックしなさい.

❺ あなたのダイエットの計画を立てなさい.

❻ サプリメントの注意点について述べなさい.

●参考文献

1. 林淳三「食生活論」建帛社
2. 足立己幸「からだの中の栄養」大日本図書
3. 医療情報科学研究所「クエスチョン・バンク管理栄養士国家試験問題解説 2016」
   MEDIC MEDIA
4. 堺章「目でみるからだのメカニズム」医学書院
5. 平成 29 年度　国民健康栄養調査,厚生労働省
6. 令和元年度　日本の食料自給率,農林水産省
7. 厚生労働省「日本人の食事摂取基準(2020 年版)」
8. 鈴木正成「米食 - 粒食の作用と和食調理による低脂肪食化」臨床栄養,vol.109.no3 2006.9
9. 木村修一,香川靖雄「食品・栄養食事療法事典」産調出版
10. 平成 27 年度　人口動態統計,厚生労働省

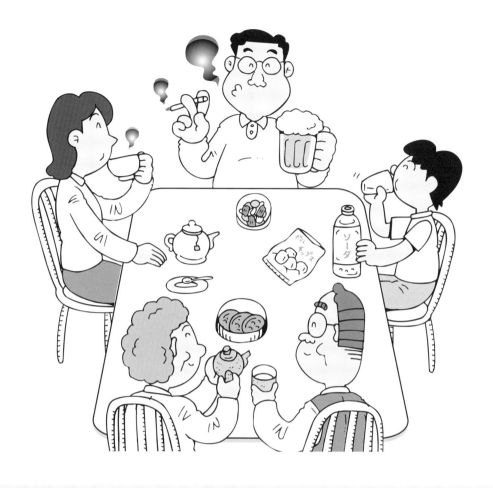

第5章
嗜好品と健康

　嗜好品とは，酒，タバコ，緑茶，紅茶，コーヒーなどの香味や刺激を得るために食べたり飲んだりするものをいいます．多くの嗜好品は人類の長い歴史の中で親しまれてきました．その存在は食文化の形成や人間関係の円滑化など，その国の風土や文化を色濃く漂わせながら広く愛されてきたのです．この点からすると，嗜好品は人類共通の文化的な財産ということができるでしょう．しかしその一方で，喫煙や過度の飲酒は健康を害する恐れがあります．

　そこで本章では，

　　1▷ 飲酒と健康
　　2▷ 喫煙と健康
　　3▷ 緑茶，紅茶，コーヒーと健康

　の順に説明します．

1▷ 飲酒と健康

　近年，未成年や妊婦の飲酒，一気飲み，キッチンドリンカーなどの飲酒に起因する健康障害が社会問題として取り上げられており，飲酒に関する正しい知識と適切な飲み方を指導する必要性が高まっている．

1 アルコールは健康にいいのか

　口から入ったアルコールは胃から 10 〜 20 ％吸収されるが，大部分は小腸から吸収され肝臓に入る．肝臓ではアルコール脱水素酵素によってアセトアルデヒドに分解され，さらにアセトアルデヒド脱水素酵素によって無害の酢酸に分解され，最終的には水と二酸化炭素に分解される（図 5-1）．

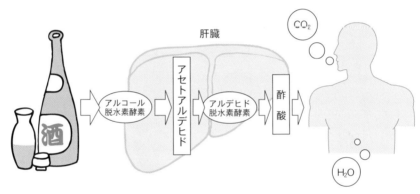

図5-1 アルコールの主な代謝経路

　適量の酒には，ストレス解消，食欲増進，善玉といわれている HDL コレステロールを高めることによる動脈硬化の予防などの効用も知られている（図 5-2）．では『どの程度が適量なのか？』と尋ねられると，一般的には肝臓の処理能力以内である 1 日当たりアルコール 30 g 以内が望ましいとされている．これはビール大瓶 1 本，日本酒 1 合（180 mL），25 ％の焼酎 100 mL，ウイスキーダブル 1 杯に相当する．

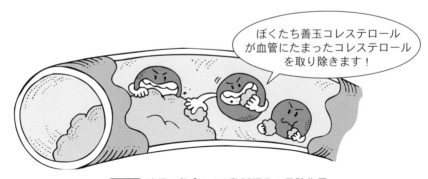

図5-2 適量の飲食による動脈硬化の予防作用

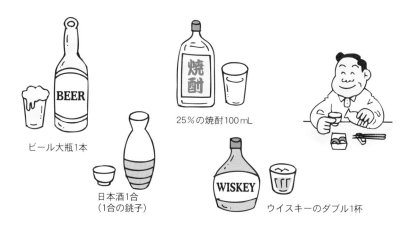

ビール大瓶1本

日本酒1合
（1合の銚子）

25％の焼酎100 mL

WISKEY

ウイスキーのダブル1杯

　それ以上の酒量になると分解しきれないアルコールやその代謝産物であるアセトアルデヒドが血液とともに全身を回り，膵臓に炎症を起こしたり，心筋症，不整脈，高血圧の原因になる場合もある．また大量摂取時には，アルコールを処理するために肝臓の働きのほとんどが抑制される．このため，長期間にわたって多量に飲み続けると，脂肪を肝臓が処理しきれなくなり脂肪肝やアルコール性肝炎などから，肝硬変や肝がんを起こす危険性が高くなる．

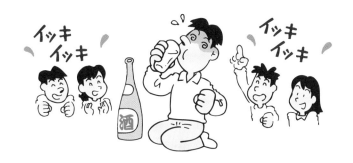

　未成年者は法的に飲酒を禁じられているので，飲酒しないのが大前提である．しかし，大学上級生になるとゼミのコンパなどで酒を飲む機会が増える．そのような場合，明らかに飲み過ぎている学生をしばしば見かける．**急性アルコール中毒**の症状は飲んでから多少の時間をおいてでてくるケースが多く，帰り道の路上で倒れていることが多い．従って酒を飲ませた者は，泥酔している者を送っていくようにするべきであり，“一気飲み”や“駆けつけ三杯”などの「**アルコールハラスメント**」は絶対に行ってはいけない．

　急性アルコール中毒は，吐いたものが気道に詰まって起こる窒息や，昏睡状態の後に起こる呼吸麻痺，さらには怪我，特に頭部の打撲などのさまざまな危険を伴う．

　また妊婦の過剰な飲酒は，母体への影響にとどまらず，アルコールやその代謝産物のアセトアルデヒドが胎盤を通して胎児に影響を与え，知能の発達の遅れや臓器の奇形などを伴う胎児のアルコール症候群を起こす危険性が高くなる．

　酒を"百薬の長"にする飲み方としては，① 各自の適量の範囲内で飲む，② 食べながらゆっくり飲む，③ 会話を楽しみながら飲む，④ 週に 2 日は休肝日を設けるなどが勧められている．

2 アルコールで太ることがあるか

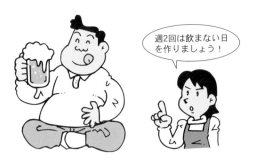

週2回は飲まない日を作りましょう！

　糖質とたんぱく質には約 4 kcal /g，脂質には約 9 kcal /g のエネルギーが含まれているが，アルコールには 7 kcal /g 含まれている．しかしアルコールを摂取すると，エネルギー代謝が亢進したり，一部は呼気や尿中に失われたりするため，その 65 ～ 70 ％くらいの約 5 kcal /g がエネルギー源として利用されると考えられている．

　肥満は体脂肪が過剰に蓄積した状態であると定義され，消費エネルギーよりも摂取エネルギーが上回ったときに起きる．摂取エネルギーには糖質，脂質，たんぱく質の 3 大栄養素のほかにアルコールがある．従って，アルコールも飲みすぎれば体脂肪の合成を亢進するものと考えられる．

　またアルコールには食欲亢進作用がある．アルコールは胃壁を刺激し，胃液の分泌を活発にする．さらにアルコールは中枢神経の機能低下を起こし，緊張感がほぐれリラックスできるので，食欲不振の人には好都合となる．しかしその反面，減量中の人にとっては判断力や調整能力が鈍くなり，自制心がゆるむことによってエネルギー制限が守りにくくなる．減量のためには，アルコールを摂取した分だけ食事を減らす必要がある．しかし判断がつかなくなり，いつも通りに食事を摂取すると，アルコールのエネルギーがプラスされることになる．逆にあまり食事を摂取しないと，栄養不良になる危険性が高くなる．

3 酒，ビール，ウイスキー，焼酎，ワイン，どれが一番身体にいいのか

　「ウイスキーや焼酎のような蒸留酒は，日本酒やビールよりも身体にいい．あるいは二日酔いがしない」といった話がよく聞かれる．しかし表 5-1 を見ても分かるように，どのような酒類であっても，その主成分はアルコールで他の栄養素はほとんど含まれていないためこの酒が特に身体にいいというものはない．従って，どの酒類であろうとも飲みすぎれば二日酔いになる．「数種類の酒をチャンポンすると悪酔いする」とよくいわれるが，

これは酒類を混ぜることによって味が変わり，深酒をする可能性が高くなるからである．いくらチャンポンをしても，それぞれの酒類のアルコールの量が微量で肝臓が処理できる程度であれば，悪酔いする可能性は低いと思われる．

表5-1 100 g 当たりのアルコール飲料の成分

	エネルギー kcal	アルコール %	たんぱく質 g	脂質 g	糖質 g
清酒（本醸造酒）	106	12.3	0.4	0.0	4.5
ビール（淡色）	39	3.7	0.3	微量	3.7
焼酎（単式蒸留）	144	20.5	0.0	0.0	0.0
ウイスキー	234	33.4	0.0	0.0	0.0
ワイン（白）	75	9.1	0.1	微量	2.0
ワイン（赤）	68	9.3	0.2	微量	1.5

（「日本食品標準成分表 2020 年版（八訂）」より）

2▷ 喫煙と健康

　タバコがいつ頃から吸われるようになったのか，その起源は明白でないが，現代における喫煙の風習は，1492 年にコロンブスがアメリカ大陸に到達したときに始まるといわれている．その後，喫煙習慣はアメリカに渡ったヨーロッパ人の間に広まり，さらに 16 〜 17 世紀にかけて世界中に広まっていった．日本では 17 世紀の初頭には喫煙の風習が認められている．令和元年度の国民健康・栄養調査によると，2009 年から 2019 年の我が国での喫煙者率は，男性が 38.2 ％から 27.1 ％へと，女性が 10.9 ％から 7.6 ％へと低下している（図5-3）．また 2021 年の OECD Data によると，我が国の喫煙率はヨーロッパ各国と同様に 10 ％台後半であるのに対して，アメリカとカナダは 10 ％台前半となっている（図5-4）．

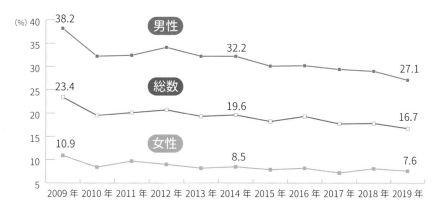

（「令和元年 国民健康・栄養調査結果の概要」）

図5-3 現在習慣的に喫煙している者の割合の年次推移（20 歳以上）（平成 21 年〜令和元年）

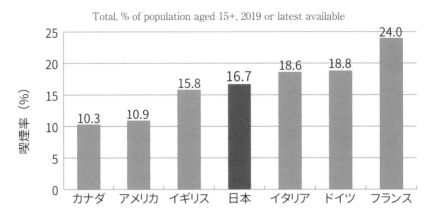

Total, % of population aged 15+, 2019 or latest available

（出典：OECD (2021), Daily smokers (indicator). doi: 10.1787/1ff488c2-en (Accessed on 28 September 2021)）

図5-4 喫煙状況の国際比較

　近年，心身に及ぼす喫煙の悪影響が明らかになり，WHO が1970年以降世界各国政府に対して積極的に喫煙規制対策をとるように勧告してきた．このため欧米各国の喫煙率は著しく低下した．喫煙規制対策に遅れをとっている我が国においても，タバコと健康上の問題に関する意識を高め，禁煙運動を活発に続けていく必要があると考えられる．

1 タバコに関係した病気

　タバコの煙には数百種類以上の化学物質が含まれているが，三大有害物質としてはニコチン，タール，一酸化炭素が一般的に取り上げられている．ニコチンは「ニコチン依存症」を引き起こす．タールは多くの発がん物質を含んでいる．一酸化炭素は酸素より数百倍もヘモグロビンと結合しやすく，血液中に入ると一種の酸欠状態を引き起こす危険性がある．

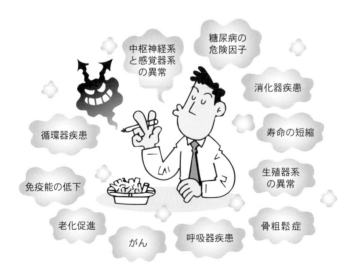

表 5-2 に示したように，喫煙は種々の疾患の原因になっており，男性の肺がんの原因の約 7 割を占め，すべてのがんの原因の 2 ～ 3 割を占めるといわれている．喫煙の急性的影響としては一過性の血圧の上昇，脈拍数の増加，末梢血管の収縮に伴う皮膚温の低下などがある．また最近，喫煙は糖尿病の危険因子であることも明らかになった．

表5-2 タバコと関連疾患

がん	肺がん，喉頭がん，食道がん，胃がん，肝臓がん，膵臓がん，膀胱がん，子宮がんなど
循環器疾患	心筋梗塞，脳卒中（特に脳血栓，くも膜下出血），大動脈瘤，閉塞性血栓性血管炎，低 HDL 血症
呼吸器疾患	慢性気管支炎，肺気腫，呼吸機能の低下
消化器疾患	胃・十二指腸潰瘍，慢性胃炎，食欲低下，歯周病
生殖器系の異常	妊婦の喫煙による胎児の成長障害（低体重児），妊娠率の低下，自然流産・早産
中枢神経系と感覚器系の異常	アルツハイマー病，聴覚障害，白内障，味覚・嗅覚の低下
その他の健康障害	免疫能の低下に伴う感染症，骨粗鬆症およびそれに伴う大腿頸部骨折，口臭，皮膚のしわも年齢の割に多くなる

2 タバコを吸う人の家族は悪影響を受けるのか

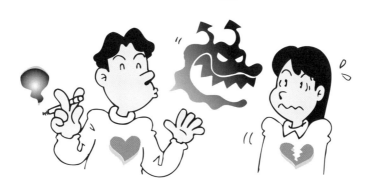

タバコの煙は，タバコを通して口腔内に入る**主流煙**，口腔より吐き出される**呼出煙**，火のついたタバコから出る副流煙に分けられる．非喫煙者でも会議室や自動車などの狭い空間では，喫煙者の主流煙のほか副流煙も吸う．このように非喫煙者が自らの意思に反してタバコ煙を吸わされることを**受動喫煙**というが，副流煙に含まれるニコチン，一酸化炭素，タールなどは主流煙の約 3 ～ 4 倍ともいわれ，受動喫煙者も健康障害を被ることになる．

厚生労働省では，具体的な喫煙対策として，「健康日本 21（第 2 次）」において ① 成人の喫煙率の減少（喫煙をやめたい人がやめる），② 未成年者の喫煙をなくす，③ 妊娠中の喫煙をなくす，④ 受動喫煙（家庭・職場・飲食店・行政機関・医療機関）の機会を有する者の割合の減少—の 4 つの事業を展開している．また，最近では，マナーの面から路上喫煙を罰則付き（一部地域）の条例で禁止する自治体も現われている．

3 タバコと女性の健康

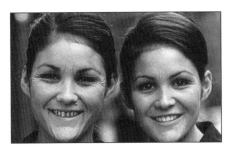

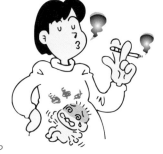

（file://A:¥BBC News HEALTH Women unaware of smoking risks.htm より）

写真は 22 歳の双子 Kirsty（左）と Kelley（右）をメイクアップによって 40 歳になったときにどのような顔になっているか，もし Kirsty がタバコを吸い続け，Kelley は吸わなかった場合を比較したものである．Kirsty のしわが明らかに多いことが分かる．

　女性の喫煙による影響としては，① 卵巣機能の低下によって妊娠しにくくなる，② 流・早産の危険性が高くなる，③ 低体重児の出産率が高くなる，④ 喫煙によるニコチンや一酸化炭素が，子宮の血管を収縮させることによって血流量を減少させ，胎児の血中酸素濃度を減少させる，などがある．また母親の喫煙による乳幼児の肺炎，乳幼児突然死症候群，乳児・学童の呼吸器感染，成長後の肺がんリスクの増大なども報告されている．

　また喫煙者では種々のがんによる死亡率が高いため，平均余命は非喫煙者に比べて 2 ～ 6 年短く，老化が約 5 年早く進むと推定されている（双子の写真参照）．

3▷ 緑茶，紅茶，コーヒーと健康

1 緑茶，紅茶，コーヒーの違い

緑茶　　　　　紅茶　　　　　コーヒー

　緑茶と紅茶は同じツバキ科の茶樹から摘んだ葉を材料としている．緑茶は茶葉を蒸して水分を蒸発させて作る不発酵茶である．緑茶には一般的によく飲まれる煎茶や番茶，これらを強火で煎ることで香ばしさを出したほうじ茶，木をよしずなどで覆い，直射日光を避

けて栽培される玉露，同様に日光を避けて育てた葉を蒸して乾燥させ，石臼でひいて粉状にした抹茶など種類も多い．

　一方，紅茶は茶葉を陰干ししたあとにもみ，発酵させたものである．同じ産地でも収穫期などにより味や香りが異なるので，ブレンドして香味を安定させることが多い．また乾燥茶葉に香料やチップなどで香りをつけたフレーバードティーも種類が多くみられる．

　コーヒーは，コーヒーの実から皮と身を取り除き，種子を乾燥させ，煎って粉末にしたものである．その有名な種類としては，ブルーマウンテン，キリマンジャロ，モカ，コロンビアなどがあるが，その他の種類としては，グアテマラ，マンデリン，ハワイコナなどがある．

2 緑茶，紅茶，コーヒーの効用

　発酵によって多くのカテキンが失われるが，緑茶は不発酵茶であるためカテキンが多く含まれる．カテキンは緑茶の渋み成分であり，細菌の繁殖を抑制する働きをもつ．このため，緑茶は紅茶よりも細菌の繁殖やウイルスの活動を抑える作用が強い．カテキンは日光を浴びて育った葉に多く含まれるため，玉露よりも煎茶に多い．また緑茶はβ-カロテンやビタミンCを豊富に含んでいる．それらの抗酸化作用によって，がん予防や免疫力強化に有効に働くとされている．

　紅茶の主要成分はタンニンとカフェインで，いずれも緑茶よりも圧倒的に多く含まれている．タンニンはウイルスに対する抵抗力を高めるため，インフルエンザなどの感染症の予防にも有効であるとされている．カフェインには覚醒作用や，大脳を刺激する作用，脱水作用などがある．

　コーヒーの主成分はカフェイン，タンニンそれに油脂である．カフェインの効用はすでに述べたが，渋味のもとであるタンニンは，適度な量でコーヒーの旨味をひき立てるとともに，便をかたくする作用もあり，下痢止めに効くとされている．

 課 題

❶ 適量の飲酒について述べなさい．
❷ 飲酒に起因する健康障害について述べなさい．
❸ 酒を「百薬の長」にする飲み方について述べなさい．
❹ アルコールで太ることがあるかについて述べなさい．
❺ タバコの煙に含まれる三大有害物質について述べなさい．
❻ タバコに起因する健康障害について述べなさい．
❼ 受動喫煙について述べなさい．
❽ 緑茶と紅茶の違いについて述べなさい．
❾ カフェインの働きについて述べなさい．

●参考文献

1. 黒田善雄，郡司篤晃（監）「家庭における健康・体力づくり」新日本法規
2. 江澤郁子，津田博子（編著）「応用栄養学（第3版）」建帛社
3. 高松薫，山田哲雄（編）「運動生理・栄養学（第2版）」建帛社
4. 五明紀春（監）「502品目1590種まいにちを楽しむ食材健康大事典」時事通信社
5. 富永祐民「たばこと関連疾患」日医雑誌，127（7）：1040
6. 大学生の健康・スポーツ科学研究会編「大学生の健康・スポーツ科学」道和書院
7. 茨城大学健康スポーツ教育研究会・編「健康スポーツの科学」大修館書店
8. 加藤眞三・（社）アルコール健康医学協会監修「お酒との正しいつきあい方のガイドブック」
   アサヒビール株式会社・ニッカウヰスキー株式会社
9. 石井裕正「アルコールとヒトの歴史」medicina vol.42 no.9 2005-9
10. 高木敏「アルコールの種類と適量と効き具合」medicina vol.42 no.9 2005-9

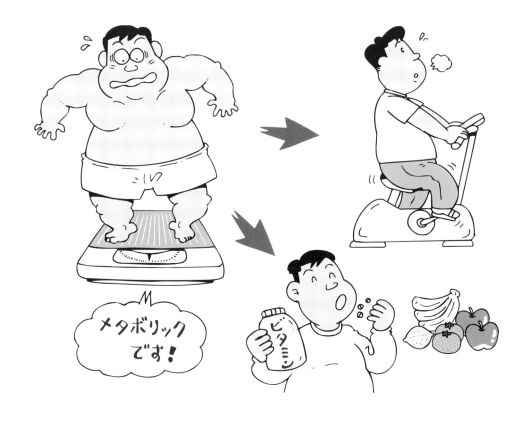

第6章

メタボリックシンドロームの
運動・食事療法

　肥満とは，脂肪が過剰に蓄積した状態をいいます．その主な原因としては，過剰で偏った栄養摂取と慢性的な運動不足といった生活習慣が挙げられます．

　メキシコとアメリカのピマ・インディアンを例にあげると，前者は伝統的な生活習慣を守り続けており，糖尿病がほとんどみられません．一方，同じ遺伝子を持つ後者は運動不足やカロリーの摂りすぎなどの生活習慣の変化により，肥満と糖尿病が急増していることから，食事や運動を中心とした生活習慣の違いによって生活習慣病の発症に大きな差が出てくることが証明されています．

　これから先，私たち日本人が同じ道をたどるのか，今話題のメタボリックシンドロームに焦点をあてて，考えてみることにします．

　そこでこの章では，

　　1▷ メタボリックシンドロームって何？

　　2▷ 死の四重奏

　　3▷ メタボリックシンドロームの運動・食事療法

　の順に説明します．

1 ▷ メタボリックシンドロームって何?

　メタボリックシンドロームとは，悪い食習慣と運動不足が原因となり，内臓に脂肪が蓄積し，高血圧や脂質異常症(高脂血症)，高血糖などを起こす病態である．さらにメタボリックシンドロームは，動脈硬化を引き起こし，最終的には脳卒中や心筋梗塞を引き起こす原因となる．

　メタボリックシンドロームは，40〜74歳でみると，男性の2人に1人，女性の5人に1人にみられ，該当者は約960万人，予備群者数は約980万人，あわせて1940万人と推定されている．

1 犯人は内臓脂肪?

　肥満にもタイプがある．皮膚の下に集中して脂肪が蓄積する皮下脂肪型肥満と，おなかの中の内臓に脂肪が蓄積する内臓脂肪型肥満がそれである（図6-1）．このうち，生活習慣病と最も関係の深い太り方は，後者の内臓脂肪型肥満である．

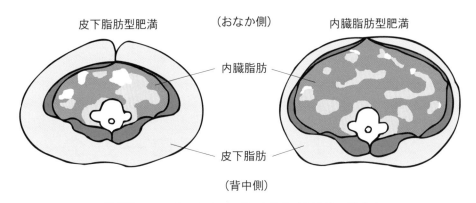

図6-1 腹部の皮下脂肪型肥満と内臓脂肪型肥満の模式図

2 判定基準

　図6-2は，我が国におけるメタボリックシンドロームの診断基準を示したものである．

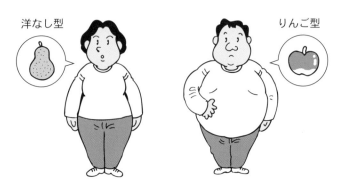

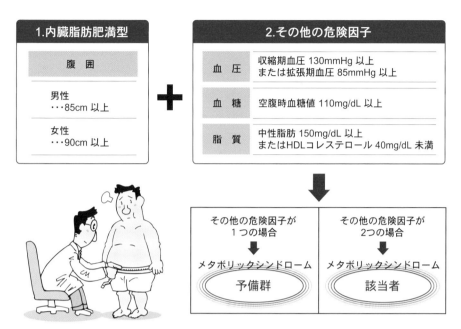

1.内臓脂肪肥満型		2.その他の危険因子	
腹　囲		血　圧	収縮期血圧 130mmHg 以上 または拡張期血圧 85mmHg 以上
男性 ・・・85cm 以上		血　糖	空腹時血糖値 110mg/dL 以上
女性 ・・・90cm 以上		脂　質	中性脂肪 150mg/dL 以上 またはHDLコレステロール 40mg/dL 未満

その他の危険因子が
1つの場合
↓
メタボリックシンドローム
予備群

その他の危険因子が
2つの場合
↓
メタボリックシンドローム
該当者

図6-2 メタボリックシンドロームの診断基準

2▷ 死の四重奏

　内臓脂肪型肥満の怖さを示す例として，死の四重奏があげられる（図6-3）．内臓肥満，高血圧，糖尿病，脂質異常症（高脂血症）の4つの条件がそろうと，心筋梗塞などの心臓病や脳卒中などの脳血管疾患での死亡率が高くなる．これらは，いずれも動脈硬化を促進する因子であり，内臓脂肪型肥満を長年放置しておくと，自覚症状もないままに，徐々に血管の動脈硬化が進み，最後には心臓病や脳血管疾患で命を縮めてしまうことになる．

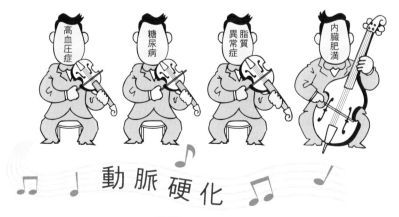

図6-3 死の四重奏

1 高血圧

　死の四重奏のうち，高血圧（表6-1）は，かなり血圧が高くても自覚症状のない人が多いために，サイレントキラー（沈黙の殺人者）と呼ばれている．

　収縮期血圧（最高血圧）が 140 mmHg 以上，拡張期血圧（最低血圧）が 90 mmHg 以上の状態が続くと，心臓に負担をかけるだけでなく，血管が脆くなり，動脈硬化を引き起こす．

　高血圧の 90 ％は，その原因が主に生活習慣であることが明らかとなっている．過剰な食塩・エネルギー・アルコール摂取，そしてストレスや運動不足がその代表的なものである．

表6-1　成人における血圧値の分類（mmHg）

分　類	診察室血圧（mmHg）			家庭血圧（mmHg）		
	収縮期血圧		拡張期血圧	収縮期血圧		拡張期血圧
正常血圧	＜ 120	かつ	＜ 80	＜ 115	かつ	＜ 75
正常高値血圧	120 〜 129	かつ	＜ 80	115 〜 124	かつ	＜ 75
高値血圧	130 〜 139	かつ / または	80 〜 89	125 〜 134	かつ / または	75 〜 84
Ⅰ度高血圧	140 〜 159	かつ / または	90 〜 99	135 〜 144	かつ / または	85 〜 89
Ⅱ度高血圧	160 〜 179	かつ / または	100 〜 109	145 〜 159	かつ / または	90 〜 99
Ⅲ度高血圧	≧ 180	かつ / または	≧ 110	≧ 160	かつ / または	≧ 100
（孤立性）収縮期血圧	≧ 140	かつ	＜ 90	≧ 135	かつ	＜ 85

（資料　日本高血圧学会「高血圧治療ガイドライン 2019」）

2 糖尿病

　血糖値の適正レベルは図6-4 に示すとおりである．もし高血糖の状態が続くと，糖尿病を引き起こす．糖尿病はいまや国民病とも呼ばれており，飽食の時代を迎えた我が国の代表的な生活習慣病である．

　糖尿病は，膵臓から分泌されているインスリンが不足した場合や，その働きが不十分な場合に起こり，**インスリン依存型とインスリン非依存型**に分けられる．前者は子どもに多く，インスリン分泌がほとんどみられない状態である．一方，後者は中高年に多く，我が国の糖尿病患者の大部分を占めている病態である．糖尿病は血管の病気ともいわれ，網膜症，腎症，神経障害を三大合併症と呼んでいる．

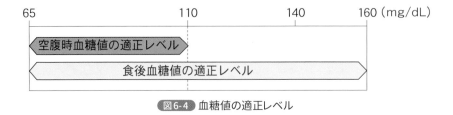

図6-4　血糖値の適正レベル

3 脂質異常症（高脂血症）

脂質異常症（高脂血症）とは，血液中のコレステロールまたは中性脂肪（トリグリセリド：TG）のいずれか，または両方が標準以上に高い状態である．表6-2に脂質異常症の診断基準を示した．総コレステロール，悪玉と呼ばれている低比重リポたんぱくコレステロール（LDLコレステロール），TGなどの脂質濃度が高い脂質異常症や，善玉と呼ばれている高比重リポたんぱくコレステロール（HDLコレステロール）の濃度が低い低HDLコレステロール血症は，心臓病の危険因子であることが知られている．

脂質異常症には，遺伝的な素因に加え，食生活，身体活動などの生活習慣に関連する諸因子が大きく関与している．現在，脂質異常症は脂肪摂取量の増加や身体活動量の低下など，生活習慣の悪化が原因となり，日本人の間に急激に広まっている病態である．

表6-2 脂質異常症の診断基準（空腹時採血*）

LDLコレステロール	140 mg/dL 以上	高LDLコレステロール血症
	120 ～ 139 mg/dL	境界域高LDLコレステロール血症**
HDLコレステロール	40 mg/dL 未満	低HDLコレステロール血症
トリグリセライド	150 mg/dL 以上	高トリグリセライド血症
Non-HDLコレステロール	170 mg/dL 以上	高non-HDLコレステロール血症
	150 ～ 169 mg/dL	境界域高non-HDLコレステロール血症**

* 10時間以上の絶食を「空腹時」とする．ただし水やお茶などカロリーのない水分の摂取は可とする．
** スクリーニングで境界域高LDL-C血症，境界域高non-HDL-C血症を示した場合は，高リスク病態がないか検討し，治療の必要性を考慮する．
● LDL-CはFriedewald式（TC-HDL-C-TG/5）または直接法で決める．
● TGが400 mg/dL以上や食後採血の場合はnon-HDL-C（TC-HDL-C）かLDL-C直接法を使用する．ただしスクリーニング時に高TG血症を伴わない場合はLDL-Cとの差が+30 mg/dLより小さくなる可能性を念頭においてリスクを評価する．

（資料：日本動脈硬化学会「動脈硬化性疾患予防ガイドライン2017年版」）

図6-5は，血中コレステロール濃度と死亡率の関係を示したものである．心臓病の発症危険度との関係をみても，米国と同様にJカーブを示している．心臓病の発症には，年齢，喫煙，高血圧，肥満，耐糖能異常など，生活習慣に関わる疾患も大いに関連しているため，高齢者ではリスクが高くなる傾向がある．

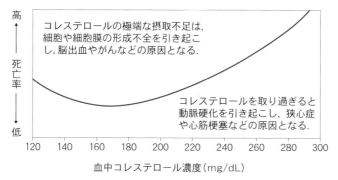

図6-5 コレステロール濃度と死亡率の関係
（大久保昭行「健康の地図帳」講談社より引用・改変）

3▷ メタボリックシンドロームの運動・食事療法

1 運動療法

　メタボリックシンドロームの背景にある内臓脂肪型肥満やインスリンの効き具合（インスリン抵抗性）に対して，運動療法を継続することが有効であることはよく知られている．運動療法と食事療法を併用し，エネルギーのバランスを継続的にマイナスに保つことによって，脂肪組織を減少させ，肥満を解消し，さらにインスリン抵抗性を改善することができる．

　具体的には，ウォーキング，ジョギング，水泳などの全身の筋肉を用いる有酸素性運動を中程度の強度で1回30〜60分，週3〜5日以上実施する．1日の運動消費エネルギーからみると，300 kcal 消費する運動量が望ましい．これはおよそ1日1万歩の歩行に相当する．

　もし運動を実施する時間がとれない場合には，エレベーターやエスカレーターを使わずに階段を使ったり，バス停や駅をひとつ手前で降りて歩いたりするなど，日常生活の中で身体活動量を確保するように心がけるとよい．このような運動習慣の改善を行い，継続的に行っていくことが重要である．

2 食事療法

　ダイエットという言葉は，以前は食事の制限による減量を意味していたが，現在では食事制限に加えて，運動によるエネルギー消費も加えた減量を含めて使われるようになっている．食事量だけを極端に抑えた減量法では，脂肪に加えて筋肉も減少する．まさに骨身を削っている状態であり，健康上よくないことも知られている．BMI 法を用いて標準体重を算出（身長 (m)^2 × 22 ）し，生活活動強度に見合った適正エネルギー量を摂取することが望ましい．

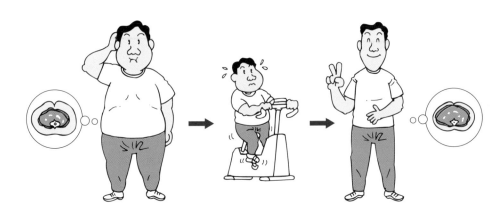

課 題

❶ メタボリックシンドロームについて述べなさい.
❷ 内臓脂肪型肥満について述べなさい.
❸ 死の四重奏について述べなさい.
❹ メタボリックシンドロームの運動・食事療法について述べなさい.

●参考文献
1. 大久保昭行「健康の地図帳」講談社
2. 大野　誠「肥満の生活ガイド」医歯薬出版株式会社
3. 北村　諭「やさしい生活習慣病の自己管理」医薬ジャーナル社
4. 佐藤祐造「生活習慣病対策および健康維持・増進のための運動療法と運動処方」文光堂
5. 日本肥満学会「肥満研究－肥満症治療ガイドライン 2016」
6. 日本高血圧学会「高血圧治療ガイドライン 2019」
7. 日本動脈硬化学会「動脈硬化性疾患予防ガイドライン 2017 年版」
8. 文部科学省「日本食品標準成分表 2020 年版（八訂）」

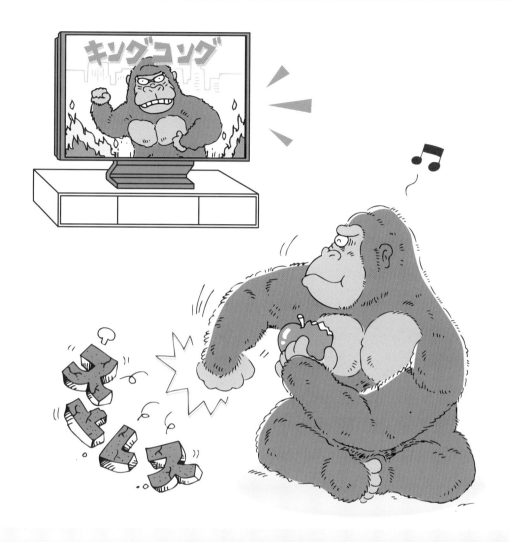

第7章
精神的ストレスと運動

　以前，上野動物園のゴリラがストレスで餌を食べなくなり，困った飼育係がテレビを見せたところゴリラは餌を食べるようになったことがあった．類人猿のゴリラに起きたこの出来事は，我々人のストレスを理解する上でさまざまな示唆に富んでいる．

　そこでこの章では

　　1▷ ストレスとは何か

　　2▷ ストレスを測定する

　　3▷ ストレスとスポーツとの関係

　について説明します．

1▷ ストレスとは何か

　新聞やテレビでは"ストレス社会", "ストレスの多様化に悩む現代人"などの記事が日々あふれ, ストレス解消を謳い文句にさまざまな新型ゲーム機器が開発され, レジャーやスポーツ産業などの広告も多く見られるようになった. まさに「ストレス」は多くの人々の関心事である. では, このストレスという代物は一体何なのであろうか? ストレスという言葉は元々「物体に負荷を与えるもの」という物理学用語だったが, 現在では心身に負担をかける精神的ストレスを意味するようになった.

　ストレスとは心理学的に定義すれば, 不安という気分の変化をもたらす出来事のことである. そして, この不安は心身の特殊な反応を引き起こす. 次の例をみてみよう.

イヤミ先生の例

　今はイヤミ先生の授業中だ. この先生, 嫌味ったらしいお説教で有名なので生徒からは"イヤミ"と呼ばれている. イヤミは問題を黒板に書き「さ〜て, この問題誰にやってもらおうかな〜」と意地悪そうな目で教室を見渡している. 先週, 先生に当てられて答えられなかったA君は「3年にもなってこんな問題も解けないのか? あ〜ん」と散々嫌味を言われ, 果てはクラス全体のお説教で授業が終わってしまった. A君はあれから「お前のせいだぞ!」とクラスメートにも嫌味を言われっぱなしだ. そんな目にあっては大変と, クラスメートは先生と目を合わせないように下を向いている. 心の中で「どうか神様. あてられませんように」と祈りたい心境だ. 静まり返った教室の中で, 緊張は徐々に高まっていく. 心臓の鼓動は早くなり, 口の中はカラカラに渇き, 手はびっしょりと汗ばんでいる.

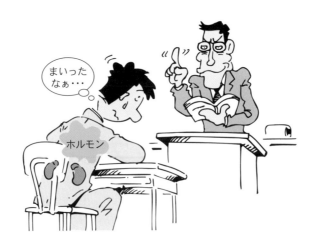

　不安は人を含む動物にとって, 危険を意味する特別な感情である. 動物にとって最大の危機とは, 敵に襲われるとか飢餓などの生命の危険にほかならない. 従って動物は生き延びるために, 不安を感じると自動的に脳から身体の神経系統を興奮させるホルモンを分泌する. これによって一次的に身体の反射神経のスピードを上げたり, 苦痛に耐えられるよ

う痛みに鈍くなったりすることで危険な状況から脱しようとするのである．文明社会を築いている人であってもその本能は残っている．野生動物のように生命の危険こそ少なくなったが，日常のさまざまなことで不安にさらされると脳からいくつかのホルモンが分泌される．人が普段感じている緊張という現象も，不安によってもたらされる身体に起こる変化なのである．イヤミ先生の授業でクラスメートが体験したのは，不安によって脳から指令された副腎髄質がアドレナリンというホルモンを分泌し，これによって心拍数が上がり，唾液の分泌が抑制され，アポクリン汗腺より精神発汗が促された結果である．また人によっては，胃腸を支配している神経系の過度の緊張により腸管が急激に収縮し，腹痛や下痢になったり，脳の疲労によって体温調節中枢が異常に活動し発熱する場合もある．いずれにせよストレスはこのように自律神経系を介して身体に影響を及ぼしている．

　人には経済的なことから，人間関係，仕事や学校などの義務，名誉や恥といった生き方にまつわることまで，不安はつきものである．特に社会が複雑になればなるほど，不安の種は尽きない．ところがストレス時に分泌されるアドレナリンやノルアドレナリンなどのホルモンは身体にとっては劇薬であり，常に血液中に過剰に存在していると臓器が異常に働きだす．例えば，セリエのいうストレス学説によれば，心身症として有名な胃潰瘍は，ストレスによって胃酸の分泌が亢進し自ら胃内壁の粘膜を溶かしてしまうことによって起きる．

2▷ ストレスを測定する

　我々は，ストレスそのものを見ることはできないが，ストレスによって変化した心身の変化を見つけることで，ストレスを間接的に知ることができる．これによって，人は何をストレスに感じているかを知ることができるのである．

1 ライフイベントによる気分の変化を測定する

　辛く悲しい出来事，人生のスランプ．そのようなライフイベントが人にストレスを与えるだろうことは容易に想像がつく．例えば配偶者の死後，残された家族のリンパ球の働きが低下することが分かっている．リンパ球は生体の免疫機能を担っているため，これが低下すると細菌やウイルスに弱くなる．つまり，人は悲しみに沈むと風邪をはじめとする感染症などの病気にかかりやすくなるといえる．「病は気から」ということわざもこのようなことを指している．興味深いことに，このような現象が起こるのは不幸なときばかりではない．

　表 7-1 に人のライフイベントと，その後の健康度の関係を調査した研究を示した．この研究成績から，1 年間に体験した出来事の合計点数が 150 〜 299 点に達すると，約 50 ％の

人がその翌年に何らかの病気にかかっていることが分かった．ストレスとして感じられる出来事の中には，結婚やクリスマスといったポジティブなイベントも含まれている．つまり人にとってのストレスとは，生活する環境の変化と密接に関係しているということが分かる．

表7-1 生活変化とそのストレス度

生 活 上 の 出 来 事	ストレス度	生 活 上 の 出 来 事	ストレス度
配偶者の死亡	100	子どもが家を離れる	29
離　婚	73	親戚とのトラブル	29
別　居	65	特別な業績	28
留置所拘置	63	妻が仕事を始める，あるいは辞める	26
親密な家族の死亡	63	学校が始まる	26
自分の病気あるいは傷害	53	生活状況の変化	25
結　婚	50	習慣を改める	24
失　業	47	上司とのトラブル	23
夫婦の和解	45	仕事上の条件の変化	20
退　職	45	転　居	20
家族の一員の健康障害	44	転　校	20
妊　娠	40	レクリエーションの変化	19
性の問題	39	教会活動の変化	19
家族に新しいメンバーが加わる	39	社会活動の変化	18
新しい仕事への再適応	39	1万ドル以下の抵当か借金	17
経済状態の変化	38	睡眠時間の変化	16
親友の死亡	37	家族団らんの回数の変化	15
異なった仕事への配置転換	36	食習慣の変化	15
配偶者との口論の回数の変化	35	休　暇	13
1万ドル以上の抵当か借金	31	クリスマス	12
担保物件の受戻し権喪失	30	ちょっとした違反行為	11
仕事上の責任変化	29		

(Holmes, T.H.Rahe, R.H., 1967)
（上里一郎他「メンタルヘルス事典」同朋舎発行・角川書店発売）

2 血液中のストレスホルモンを測定する

　心身にストレスを与えると，血液中には副腎皮質刺激ホルモン（ACTH），コルチゾール，β–エンドルフィンが増加する．これらのホルモンは肉体的・精神的ストレスによって一時的にそれぞれの臓器からの分泌量が増えるため，ストレスホルモンなどとも呼ばれている．これを測定することで，ストレスの種類やその度合いを知ることができる．

　図7-1は福岡県で毎年夏に行われる祭り「博多山笠」の追い山参加者のβ–エンドルフィンの変化を示したものである．追い山は数十人の担ぎ手が1トンにも及ぶ巨大な山車を担いで5kmのタイムを競う，博多山笠の勇壮なハイライトである．優勝チームは「一番山」と呼ばれる最高の栄誉を獲得する．祭りとはいえ，追い山は一瞬の気の緩みが大事故にもつながる危険な行事であるため，参加者は皆真剣である．運動強度は最大運動時に近く，

肉体的な苦痛はすさまじいものである．β-エンドルフィンは，このような状況下では上昇する．対照的にコントロール群である見物者のβ-エンドルフィンは，苦痛を受けていないので全く変化していない．

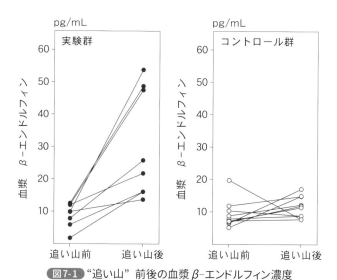

図7-1 "追い山"前後の血漿 β-エンドルフィン濃度
（田中宏暁他「福岡大学体育学研究」Vol. 19（2）：pp.121 ～ 127, 1990 より引用・改変）

　祭りのようなイベントは普通，年1回しか行われないため人体に大きな害を及ぼすとは考えにくい．しかし次のような例はどうであろうか．図7-2はトライアスロン競技に参加し完走した選手の結果である．対象となったトライアスロンは3.9 kmの外洋での水泳，180.2 kmのサイクリング，42.195 kmのフルマラソンを連続して行うもので，一般に9時間から16時間にも及ぶ激しい競技である．このため，その肉体的な苦痛は大変なものである．この競技の完走直後の副腎皮質刺激ホルモン（ACTH），コルチゾール，β-エンドルフィンの値は高値を示している．そして1日経過すると運動前のレベルまで低下している．

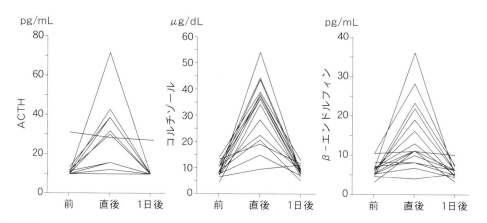

図7-2 トライアスロン競技前後の血中副腎皮質刺激ホルモン（ACTH），コルチゾール，β-エンドルフィンの変化
（岩根久夫他「臨床スポーツ医学」Vol. 7（12）：pp.1377 ～ 1383, 1990 より引用・改変）

β-エンドルフィンは一般に「ランナーズハイ」という現象で知られている.十分なトレーニングや指導を受けずに肉体的な苦痛を我慢しながら走り続け疲労のピークに達すると,その苦痛を和らげるためβ-エンドルフィンが脳下垂体から分泌されることがある.β-エンドルフィンは主にセックスのオルガスムス時に分泌されるホルモンで,人に快感を生じさせる物質として知られている.ところがこのような無理なトレーニングを毎日行うと,少し走っただけで簡単にβ-エンドルフィンが分泌されるようになる.ランナーはいつの間にかその快感「ランナーズハイ」を求めて走るようになり,休養もとらず延々とトレーニングを続けてしまい,筋・骨格への過負荷や心臓をはじめとする循環器に重大な障害を生じることがある.これはアルコール依存症と同じ,β-エンドルフィンへの依存症である.このような状態になるのはまれであるが,適度な運動が良いというように,健康づくりのため・ストレス解消のために行う運動も過度にやりすぎると不健康になる危険性があるということは知っておきたい.

3 運動による気分の変化を測定する

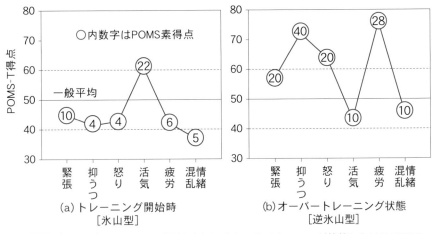

図7-3 水泳選手のトレーニング開始時およびオーバートレーニング状態におけるPOMS
(横山和仁他「診断・指導に生かすPOMS事例集」金子書房より引用・改変)

図7-3は水泳選手のトレーニング初期とオーバートレーニング時のPOMSの値を示したものである.一般にスポーツ選手では「活気」の得点が高く,他のネガティブな得点が低い「氷山型」が望ましいとされている.図7-3のようにやる気のあるトレーニング開始時では「氷山型」を示しているが,トレーニングを継続して疲れがたまりオーバートレーニング状態になると「逆氷山型」を示す.

運動をやり過ぎるとストレスとなり心身の健康を害することもある.一方,歩行やジョギングなどの軽い運動を定期的に行うと,ストレス発散に加えて,気分の落ち込み防止にも効果的であることが分かっている.

3▷ ストレスとスポーツとの関係

　軽い運動がストレスを発散しやすいということはこれまで述べたとおりだが，競技スポーツはどうなのだろうか．単なる筋肉活動と違い，スポーツが健全な心の育成やストレス発散に良いのは多くの人が経験している．しかし，逆に記録が伸びずに悩みノイローゼになるスポーツ選手も存在する．次にこのことについて考えてみよう．

1 こころの健康のためのスポーツ

　フロイト派と呼ばれる古典的な精神分析学によれば，人には赤ん坊の頃から本能的な攻撃衝動が存在し，これが抑制されずにそのままの形で出てしまえば暴力になり，必要以上に抑えつけられたままだと欲求不満になり精神的な問題が起きる．そこで人は成長していくにつれて，その衝動を抑制するためにさまざまな努力をする．精神分析の考え方では，人が道徳的になるのはこの努力の結果ということになる．勉強や趣味，スポーツなどに打ち込むのも，そのエネルギーを別の形に転換していくことで解消しようとする行為だと考えられている．本能的な攻撃衝動が努力によって社会的に評価され，より高い次元に引き上げられる心のメカニズムを昇華と呼ぶ．第一線で活躍するプロスポーツ選手が「ファンのために頑張りました」と言うのはある意味で正しいのだが，それがすべてではない．元々存在する攻撃衝動がスポーツという形を借りて代理満足されているからである．

　競技スポーツが人の攻撃衝動を代理満足させるという事実は，自らスポーツをせずに応援しているだけのファンに関しても同じことが言える．スポーツファンは応援している選手やチームに自分の姿を重ね合わせ，自分の代わりに攻撃衝動を解消してもらうことで，ストレスを解消しているのである．これを心理学用語で同一化と呼ぶ．

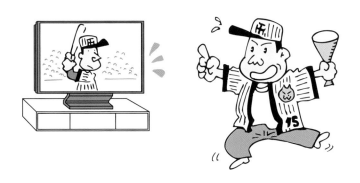

ストレス解消事例

『週に一度のおじいちゃんの楽しみはテレビの水戸黄門だ．「由美かおるは相変わらず美人じゃわい♡しかし今度の黄門様はイマイチじゃな〜」などと文句をつけながらも，その時間は絶対チャンネル権を譲らない．おじいちゃんに言わせると8時45分の「控えおろー！この紋所が目にはいらぬか！」がたまらないそうだ．毎度同じワンパターンじゃないか．今はDVDで録画出来ると何度説明しても，分かってくれない．今日はK-1でスゴイ試合があるんだ．ちょうどその時間には，魔娑斗選手の華麗なKOシーンがあるかと思うと，いてもたってもいられない．なんといってもK-1の魅力は一瞬で勝負が決まる劇的なKOだ．どんなに劣勢にたたされていても，魔娑斗選手のハイキックなら一発で相手選手を眠らせてしまうパワーを持っているから見逃せない．華麗なKOシーンを見ると，なんだかボクも魔娑斗選手と一緒にスカッとした気分になるんだ』

さて，気づいただろうか？ 黄門様の印籠も魔娑斗のハイキックも心理学的には同じものなのだ．水戸黄門が印籠を出して悪代官を懲らしめるのを見ておじいちゃんがスカッとするのも，K-1選手のKOシーンを見てキミが興奮するのも，おじいちゃんやキミが黄門様やK-1選手に感情移入，つまり同一化しているのである．攻撃衝動を代わりに発散してもらっているのである．スポーツファンが選手に夢を託すのも，このような心理に基づいている．

2 スポーツによって引き起こされる病気

スポーツそのものは人を健康にするものである．しかし，その取り組み方によっては健康を害することもある．その代表的な例をあげてみよう．

(1) 燃え尽き（バーンアウト）症候群

スポーツに限ったことではないが休むことも喜びも無いまま，1つの物事にあまりに打ち込みすぎると肉体と共に中枢神経である脳も疲労する．一般に，神経衰弱，オーバートレーニング症候群，燃え尽き症候群などと呼ばれているのがそれである．全身倦怠感と共にやる気のなさや気分の落ち込みなどが続くこの病気は，単に悩みごととといったレベルではなく，疲労が原因であるため休養が第一である．しかし休養をとるとパフォーマンスが落ちてしまうのが不安でなかなか休めず，逆に過剰なトレーニングを自らに課すアスリートも多い．このような選手が，たまたま大会で良い成績を残せなかったりすることが続くと，疲労のピークから燃え尽き症候群に陥ることがある．

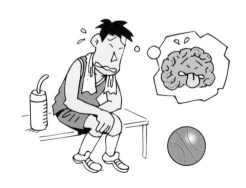

重要なのはこれが筋肉の疲労ではなく，脳の疲労であるという点だ．筋肉や内臓の疲労ならしばらく休めば数日で回復するが，燃え尽き症候群の脳の疲労はなかなか回復しにくい．脳を休ませるには思考するのをやめればよいのだが，スランプに陥っているアスリートが思考するのをやめる，悩まないようにするのは至難の業だからだ．元来アスリートというものは真面目に物事に取り組み，気楽に考えるのが苦手な人が多い．燃え尽き症候群では，この真面目な性質が災いしている．従って，ただ漫然と休むのではなく，脳を疲労させないようにうまく気分転換しながら休養をとることが大切になる．近年，日本のオリンピック選手が海外の選手達に習い，オフシーズンなどに専門競技以外のスポーツに親しむ**クロストレーニング**を行うようになったのもこのような目的があるからである．

(2) 摂食障害

　パフォーマンスに加えて，外見の美しさのために体重コントロールを厳しく要求されるバレエや新体操などのスポーツでは**摂食障害**が誘発される場合がある．摂食障害は肥満への激しい恐れから，食べるという行為を無理にコントロールしようとした結果起こる神経症という病気の1つである．元来パーフェクトを好む性格の人が，ふとしたきっかけで失った自信をダイエットの達成感で埋めようとした結果，やせることや嘔吐，そして過食といった異常行動に執着してしまい，人間が本来普通に持っている食べるという機能が正常に働かなくなる病気である．

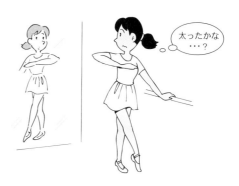

　このような病気が何故，スポーツによって誘発されるのだろうか．摂食障害の患者には『太っている人は醜く性格もだらしなくて，痩せている人は美しく人格的にも立派である』という強い固定観念があり，やせることへの病的な執着の背景にはこのような心理が働いている場合が多い．先にあげたスポーツの性質上，選手達が健康であってもこのような心理にとらわれやすい土壌がそこにあることに注意しておかねばならない．本来は競技のために行っていた自己節制が，それにとらわれるあまり個人生活にまで及んでしまい，摂食障害につながるのはこのような理由がある．

　例えば，ボクサーが永年の頭部へのダメージの蓄積からパンチドランカーになるように，多くの病気には"この習慣を続けていると，この病気になりやすい"という危険因子がある．そういった意味で体重コントロールと美を要求されるこれらのスポーツは，摂食障害の危険因子となりうる．スポーツ選手が成績のために健康を犠牲にすることがあってはならないし，スポーツの指導者は選手の健康管理に気を配らねばならないことは言うまでもない．

課　題

❶ ストレスとはどのようなことを示すのか述べなさい．

❷ 精神的ストレスが身体に影響を及ぼす例を挙げなさい．

❸ ストレスは測ることができるのか述べなさい．

❹ スポーツのストレスによって引き起こされる病気について述べなさい．

●参考文献

1． 上里一郎他「メンタルヘルス事典」同朋舎発行・角川書店発売

2． 岩根久夫他「臨床スポーツ医学」Vol. 7（12）：pp.1377 〜 1383, 1990

3． 田中宏暁他「福岡大学体育学研究」Vol. 19（2）：pp.121 〜 127, 1990

4． 横山和仁他「診断・指導に生かす POMS 事例集」金子書房

5． Freud.S「快感原則の彼岸」フロイト著作集 6, pp.150 〜 194, 1920

資　料

もっと知りたい人のために

資料1▷ 健康づくりのための運動基準2006 〜身体活動・運動・体力〜

　厚生労働省は「1に運動，2に食事，しっかり禁煙，最後にクスリ」の標語のもとに，運動を重視した生活習慣病対策をすすめている．「健康づくりのための運動基準2006 〜身体活動・運動・体力〜」は，身体活動・運動，体力が生活習慣病発症に与える影響について検討した観察研究のうち，① 重度の疾病を有していない者を2年以上観察し，死亡率や発症率を身体活動・運動量，体力別に分析した研究であり，② 身体活動・運動量，体力を定量的に評価しており，③ 身体活動・運動以外の年齢や喫煙などの影響を補正した研究84編に基づき，現時点で最も信頼できる「運動基準」を策定したものである．

1 健康づくりに必要な体力

　最大酸素摂取量と生活習慣病との関係を示した内外の文献を参考に，性・年代別に以下のように基準値を設定した（**表・資料1-1**）．

表・資料1-1 健康づくりのための性・年代別の最大酸素摂取量の基準値

$(mL \cdot kg^{-1} \cdot 分^{-1})$

年代	20歳台	30歳台	40歳台	50歳台	60歳台
男性	40	38	37	34	33
女性	33	32	31	29	28

2 身体活動の定義

　この運動指針では身体活動・運動・生活活動を以下のとおりに定義している．

　身体活動　安静の状態よりも多くのエネルギーを消費するすべての身体の動き．

　運　　動　身体活動のうち，体力の維持・向上を目的として計画的・意図的に実施するもの．

　生活活動　身体活動のうち，運動以外のものをいい職業上の活動も含む（**図・資料1-1**）．

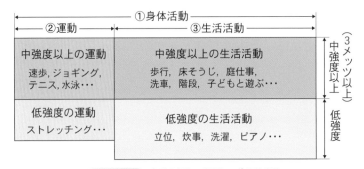

図・資料1-1 身体活動・運動・生活活動

3 身体活動の強さと量

身体活動の強さについてはメッツを用いている。メッツとは身体活動の強さを，安静時の何倍に相当するかを表す単位で，座って安静にしている状態が1メッツに相当する。

身体活動の量については，「エクササイズ＝メッツ・時」，身体活動の強度であるメッツに身体活動の実施時間（時）をかけたものを単位とする。

【例】
　3メッツの運動を1時間行った場合は，3メッツ×1時間＝3エクササイズ（メッツ・時）に相当する。したがって，3メッツの運動を20分間行えば1エクササイズに相当する。
　同様に6メッツの運動を1時間行えば，6エクササイズ，30分行えば3エクササイズ，10分行えば1エクササイズに相当する。

4 1エクササイズの身体活動に相当するエネルギー消費量

1エクササイズの身体活動量に相当するエネルギー消費量は，個人の体重によって異なるので，以下の簡易換算式から算出する。

エネルギー消費量（kcal）＝ 1.05 ×エクササイズ（メッツ・時）×体重（kg）

以上の式から算出した体重別のエネルギー消費量を示したものが表・資料1-2である。

表・資料1-2 1エクササイズの身体活動量に相当する体重別エネルギー消費量

体 重	40 kg	50 kg	60 kg	70 kg	80 kg	90 kg
エネルギー消費量	42 kcal	53 kcal	63 kcal	74 kcal	84 kcal	95 kcal

5 身体活動量の目標

健康づくりのための身体活動量として，週23エクササイズ（メッツ・時）の活発な身体活動を行い，そのうち4エクササイズは活発な運動を行うことを目標とした。これは身体活動・運動と生活習慣病との関係を示した内外の文献から生活習慣病予防のために必要な身体活動量，運動量の平均を求めて設定したものである。この週23エクササイズは，歩行中心の活動であれば1日8,000～10,000歩に相当する。なお，この目標に含まれる活発な身体活動とは，3メッツ以上の身体活動のことである（**図・資料1-2**）。また4エクササイズの活発な運動は，約4メッツ強度の速歩（分速90～100 m）であれば約60分／週，約7メッツに相当するジョギングやテニスであれば約35分／週に相当する。

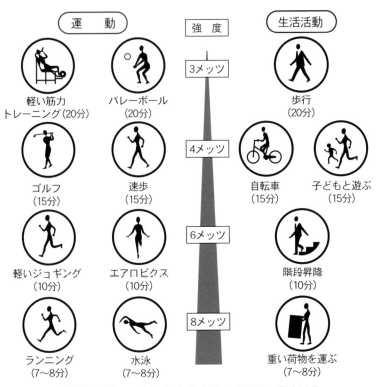

図・資料1-2 1エクササイズに相当する活発な身体活動

資料2▷ 健康づくりのための身体活動基準 (2013)

　厚生労働省は，ライフステージに応じた健康づくりのための身体活動を推進するために「健康づくりのための運動基準 2006」を改訂し，「健康づくりのための身体活動基準 2013」（以下，身体活動基準 2013 と呼ぶ）を平成 25 年 3 月に発表した．以下，その概略を示す．

1 身体活動基準 2013 の特徴

❶ 身体活動（運動と生活活動を含む）全体に着目することの重要性から，その名称を「運動基準」から「身体活動基準」に改めた

❷ 身体活動の増加でリスクを低減できるものとして，従来の糖尿病・循環器疾患等に加え，がんやロコモティブシンドローム[注]・認知症が含まれることを明確化した

❸ こどもから高齢者までの基準を検討し，科学的根拠のあるものについて基準を設定した

❹ 保健指導で運動始動を安全に推進するために具体的な判断・対応の手順を示した

❺ 身体活動を推進するための社会環境整備を重視し，町づくりや職場における保健事業の活用例を紹介した

注) ロコモティブシンドロームとは，骨や関節，筋肉が衰えて要介護や寝たきり状態につながる状態をいう

表・資料2-1 健康づくりのための身体活動基準 2013 の概要

血糖・血圧・脂質		身 体 活 動		運 動	
診断結果が基準値以内	65 歳以上	強度を問わず，身体活動を毎日 40 分（＝10 メッツ・時／週）	今よりも少しでも増やす	—	運動習慣をもつようにする
	18 〜 64 歳	基本的に従来通り		基本的に従来通り	
	18 歳未満				
血糖・血圧・脂質いずれかが保健指導レベルの者		医療機関にかかっておらず，「身体活動のリスクに関するスクリーニングシート」（表・資料 2-3 参照）でリスクがないことを確認できれば，対象者が運動開始前・実施中に自ら体調確認ができるように支援した上で，保健指導の一環としての運度指導を積極的に行う．			
リスク重複者または受診勧奨者		生活習慣病患者が積極的に運動をする際には，安全面での配慮が特に重要になるので，かかりつけの医師に相談する．			

2 18歳〜 64歳の身体活動は，基本的に従来通り

　強度が 3 メッツ以上の中高強度の身体活動量として 23 メッツ・時／週行う．具体的には，歩行またはそれと同等以上の身体活動を 1 日 60 分行う．

　強度が 3 メッツ以上の中高強度の身体活動量として 4 メッツ・時／週行う．具体的には，息が弾み汗をかく程度の運動を週当たり 60 分行う．

3 65歳以上の高齢者の身体活動（新規）

強度を問わず身体活動を10メッツ・時／週行う．具体的には，座ったままでなければどんな動きでもよいので，身体活動を毎日40分行う．

4 18歳未満の基準

18歳未満に関しては，身体活動（生活活動・運動）が生活習慣病および生活機能低下のリスクを低減する効果について十分な科学的根拠がないため，現段階では定量的な基準を設定していない．

5 全ての世代に共通する方向性（新規）

量反応関係に基づき，現在の身体活動を少しでも増やす．例えば，今より毎日10分ずつ長く歩くようする．

6 性・年代別の全身持久力の基準

下表に示す強度での運動を約3分以上継続できた場合，基準をみたすと評価できる．

表・資料2-2

年齢	18〜39歳	40〜59歳	60〜69歳
男性	11メッツ （39 mL／kg／分）	10.0メッツ （35 mL／kg／分）	9.0メッツ （32 mL／kg／分）
女性	9.5メッツ （33 mL／kg／分）	8.5メッツ （30 mL／kg／分）	7.5メッツ （26 mL／kg／分）

注）表中の（　）内は，最大酸素摂取量を示す．

表・資料2-2 身体活動のリスクに関するスクリーニングシート

	チェック項目	回答	
1	医師から心臓に問題があると言われたことがありますか？	はい	いいえ
2	運動をすると息切れがしたり，胸部に痛みをかんじたりしますか？	はい	いいえ
3	体を動かしていないときに胸部の痛みを感じたり，脈の不整を感じたりすることがありますか？	はい	いいえ
4	「たちくらみ」や「めまい」がしたり，意識を失ったことがありますか？	はい	いいえ
5	家族に原因不明で突然亡くなった人がいますか？	はい	いいえ
6	医師から足腰に障害があると言われたことがありますか？	はい	いいえ
7	運動をすると，足腰の痛みが悪化しますか？	はい	いいえ

資料3▷ 地域における健康・生活習慣病教室のプログラム作成

1 健康・生活習慣病教室の計画

健康・生活習慣病教室を計画する際には下記の内容に従って行う.

(1) 基礎知識の習得

大学での講義・実習を通して,専門職として活躍するための基礎知識を習得しておく.どのような立場でこのような教室を実施するのか想像もつかないが,一つ一つの機会を大切にして将来の準備をしておく.専門職として常に新しい時代の流れ,情報にアンテナを張り巡らせておくこと.研修会や勉強会・講演会などには積極的に参加し,知識だけでなく幅広い視野を養うことが大切である.

(2) 教室計画：Assessment アセスメント → Plan 計画 → Do 実施 → See 評価

教室を計画する際には,Assessment アセスメント→ Plan 計画→ Do 実施→ See 評価で行う（**表・資料 3-1**）.表に示す通り,アセスメントとは,対象集団の属性をさまざまな

表・資料 3-1 教室計画

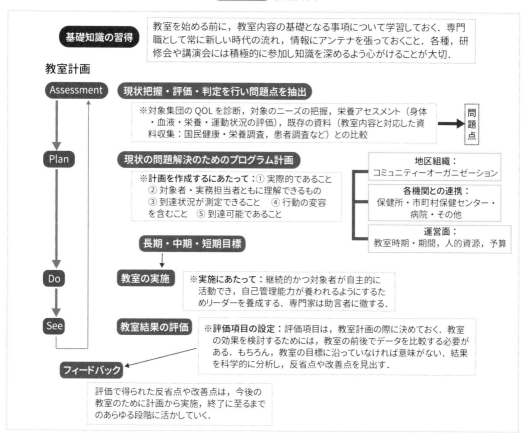

103

側面から評価判定し，問題点を抽出することである．問題点をリストアップし，計画を作成するにあたっての注意点を踏まえた上で，教室運営に協力してもらう地区組織の選定や各機関との連携，各業務との調整を行う．教室を始めるためには，時期，期間，人的資源（共同実施者・協力者），場所の確保，予算確保が必須となる．その上で，アセスメント結果を再度検討し，長期・中期・短期目標を設定する．目標となる行動を妨げている要因や環境を割り出し，改善すべき点の優先順位を決め健康教育のプログラムを企画する．長期・中期・短期目標の設定については，**表・資料3-2**を参考にするとよい．

　教室の実施にあたっては，短期目標の達成を課題として計画する．さらに実際の教室では，教室の中心となる人材の養成を行い，対象者の自主性や自己管理能力が高まるように注意を払う．

　教室の評価については，教室計画の際に評価項目を決めておく．教室の効果を検討するためには，教室の前後でデータを比較する必要がある．もちろん，教室の目標に沿っていなければ意味がない．結果を分析し，反省点や改善点を見出す．

　教室の評価で得られた結果やその結果に基づく反省点や改善点については，教室の全実施期間中にフィードバックし，次回の教室に活かしていく．

　このような教室を中・長期間実施することによって，教室の最終的な目標が達成されることを目指す．

表・資料3-2

	期　間	各期間で目標とすべき内容	例　目標となる項目
短期目標	1～2年	個々の事業の目的・目標の設定・計画，介入方法の決定	食行動，知識・態度・スキル
中期目標	3～10年	全体の栄養プログラムの目的や目標の設定・計画，事業の優先順位づけ	健康状態，栄養状態
長期目標	10～20年	組織等の使命，組織等の広い目標	QOL，死亡率，罹患率

2 倫理面での配慮

　教室対象者の個人情報の管理については，既往歴・家族歴・身体状況等さまざまなデータを扱うこととなる．そのため対象者のプライバシーを損なわないように最大の努力を払わなければならない．教室の目的等について対象者に文書や口頭で十分な説明を行う．

　教室の結果などを学会や論文などで発表する際には，対象者から研究の意義を理解した上で教室に参加することを記載し，署名・押印がなされた同意書を得る必要がある．さらに大学や学会倫理委員会の承認を得る必要がある．しかし，教室の結果を本人にのみ返却する場合には，倫理委員会の審査を受ける必要はない．

3 某市における糖尿病教室の例

① 市の健康実態

i 医療費分析で糖尿病の重症化による人工透析などの高額医療に該当するケースが増加傾向，糖尿病が原因として動脈硬化等，さまざまな合併症を起こしそれが原因で重篤な疾患に至るケースも多いことがわかった．

ii 国保レセプトより，人工透析は，年間600万円，心臓バイパス手術が1回200万円，動脈解離手術にいたっては1回1,000万円ほどかかっている．

iii 糖尿病をはじめとする生活習慣病の予防が，そのような高額医療費の軽減につながるのではないかと思われる．

iv 64歳未満で肥満（BMI 25以上）の方，600人のうち，糖尿病予備軍といわれる方（HbA1c 5.5～6.4 %）の割合が270人と約半数であった．

② 目 的

　潜在的に存在する糖尿病等の生活習慣病予備軍を対象に，その改善すべき課題を明確にし，生活習慣の改善に向けた，食生活指導や運動指導などの効果的な保健事業を実施する．そのことにより，一人一人が疾病予防，健康増進に対する意識を高め，さらに日常生活において継続して実施することを通じて被保険者のQOLの向上を目指し，将来的に予防可能とされる生活習慣病（糖尿病・虚血性心疾患・脳血管疾患）関連の医療費の適正化を図る．

③ 対象者　市内に住所を有する40歳から69歳までの市民

④ 対象者の選定基準

i 市が実施する基本健康診査を受診していること

ii 基本健康診査において，肥満度（BMI 25以上）であり，かつHbA1cの値が5.5～6.4 mg/dLのもの但し，糖尿病治療者は除く．

⑤ 事業実践者数　100人

⑥ 実施内容

アセスメント：対象者に生活習慣や，食生活状況，運動についての調査を行い生活習慣の課題の抽出を行う．

分析：二次健診等により対象者の重症度評価を行い，アセスメント等から得られた結果の特徴を踏まえ，生活習慣と健診結果との関連について分析する．

健康支援プログラムの作成：医師，保健師，管理栄養士，健康運動指導士などの専門スタッフにより検討し，提供する．

個別相談及び健康教育の実施：上記専門スタッフによる個別相談及び健康教育を実施し，個別健康プログラムの実践を継続して支援する．

事業評価：介入後に別途定める評価指標により支援プログラムの評価，参加者の評価を実施する．

⑦ 実施機関　市町村保健センター

⑧ 支援協力機関　保健所・大学

4 ニコニコヘルシー教室の例 （表・資料3-3）

開講式：3月28日（月）採血（9：00～）／朝食／開講式（10：00～）

身体・体力測定：4月6日（水）（9：00～）

表・資料3-3 スケジュール

月　日	曜	栄養講義	運動指導	時　間
4月13日	水	栄養について	ストレッチ エアロビクス	10～12
4月20日	水	糖尿病交換表，表1，表2について	エアロビクス	10～12
4月27日	水	糖尿病交換表，表3，表4について	エアロビクス	10～12
5月11日	水	糖尿病交換表，表5，表6について	エアロビクス	10～12
5月18日	水	付録／外食について	エアロビクス	10～12
5月25日	水	調味料の使い方	エアロビクス	10～12
6月1日	水	ビタミン／健康食品	エアロビクス	10～12
6月8日	水	調理の工夫	エアロビクス	10～12
6月15日	水	バイキング（栄養評価）	レクリエーション	10～12
6月22日	水	更年期障害	エアロビクス	10～12
6月27日	月	測定		9～14
6月29日	水	採血 朝食／栄養講義	エアロビクス	9～
7月4日	月	ウォーキング（海の中道海浜公園）		9～
7月13日	水	閉講式（結果指導）		10～
9月		近況報告会		
12月		近況報告会		

5 地域における健康・生活習慣病教室開催にあたっての注意点

① 教室参加者に対する礼儀をわきまえる

　教室参加者は中高年者が多い．優しく丁寧にプロフェッショナルとして接することが大切．特に参加者に高齢者が多い場合は，受け答えをはっきりとする．また小さい字は読みにくいので，プリント類は字を大きくはっきりと書く．「年賀状」「暑中見舞い」やちょっとした葉書は喜ばれる．

② 常に科学的情報を勉強しておく

　中高年の主婦はテレビ，新聞，雑誌などで色々な健康に関する情報を持っている．健康教室では，そうした質問をされることがよくある．

③ 知識の押し売りはしない

　初めて教室を開催する際には，特に大学で学んだことや自分で勉強したことをすべて話そうとする．しかし，あまり内容を突っ込み過ぎても，教室参加者に難しい印象を与えてしまい，出席率が低下する場合もある．指導者にとって知識は必要不可欠なものであるが，

経験のない知識は冷たく思いやりがないように感じる場合がある．従って，伝えたいことは自分で何度もかみくだき，簡単な言葉で言えるようにしておく．特に講義を行う場合は，プロフェッショナルとして堂々とはっきりとした大きな声で話す．下を向いて話すことがないように．

④ 教室参加者の管理

教室参加人数は30人程度が管理しやすい．また各6人位のグループに分けると指導しやすい．準備や掃除などもグループで行うと，各グループをまとめやすい．ミーティングを行い各グループの検査結果，出席状況，講義の理解度や進行状況を把握する．休んだ人には，必ず連絡しフォローしておく．

⑤ 事前のチェックと反省会

体力測定では事前に各機器や記録用紙などの点検，調理実習では材料や調味料などのチェックを必ず行う．運動の実技を外で行う場合は，事前に下見を行っておく．雨が降った場合に備えて室内に変更することが可能かどうかもチェックしておく．また各教室後は必ず反省会を行い，参加者の意見を反省ノートに記入し，次の打ち合わせを行う．

⑥ 教室名

肥満，糖尿病，高血圧などの食事・運動療法に関する教室は「ニコニコヘルシー教室」「はつらつヘルスアップ教室」のように健康的なイメージのする教室名をつける．

⑦ 運動強度と危険性との関係を理解しておく

心臓病や脳卒中などのリハビリではあまりみられないが，本態性高血圧や糖尿病などの自覚症状が少ない患者では，軽強度の運動は効果が少なく，より激しい運動をすればするほど回復していると思いこんでしまう人をよくみかける．また，指導員が運動強度を軽くするように注意したことによって，トラブルが生じることもある．こうしたトラブルを避けるには，運動強度と危険性との関係を分かり易く説明する必要がある．

心筋は約75 ％の酸素を冠状動脈血から抜き取っている．この酸素を抜き取る率は，安静時，運動時，回復時ともにほぼ等しいが，運動中の心筋の酸素摂取量は2～3倍に増加する．従って，心筋への酸素の供給を増大させるには，冠状動脈の血流量を増大させる必要がある．冠状動脈の血流量は収縮期に比較して拡張期では約2.5倍多いが，運動中の心筋は主に拡張期の時間を短くしながら心拍数を増加させる．つまり，より激しい運動ほど冠状動脈の血流量を増加させる時間が短くなるために，心筋の酸素不足が起こりやすく危険性が増す．

・・・・・・・・・ 資料4 ▷ いざというとき慌てないために ・・・・・・・・・

―スポーツ現場でのけがと応急処置について―

　スポーツは身体各部に好ましい効果を与えるが，限度を超えたり，方法などを誤ったりすると逆に悪影響を及ぼすことにもなりかねない．しかし高いトレーニング効果を得るためには，スポーツ傷害（**図・資料4-1**）は避けて通れないこともある．受傷部位は関節，骨，靭帯が多く，後遺症としても関節の不安定や運動制限，疼痛などを残しやすく，後々の運動に支障を来す原因にもなる．そこで事故が起こった場合，沈着冷静さを失わず，迅速で有効適切な応急処置を行うことが，けがの悪化を防ぎ，スポーツへの早期復帰を果たすために非常に大切となる．

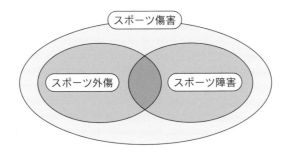

図・資料4-1 スポーツ傷害はスポーツ外傷とスポーツ障害の両方を含む

1 スポーツ外傷とスポーツ障害について

　スポーツ外傷とは，転倒や衝突などの大きな外力や肉離れ，腱断裂などの内部的作用によって起こる発生原因の明らかな急性のけがである．

　一方，スポーツ障害は，1回の外力の大きさは小さいが，身体の特定部位に何回も繰り返し外力が働いたために生じたけがであり，使い過ぎることによって起こる．個体の要因，方法の要因，環境の要因，指導・管理の要因，社会心理学的要因などの種々の因子が絡み，

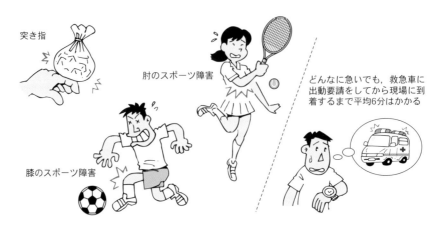

突き指

肘のスポーツ障害

膝のスポーツ障害

どんなに急いでも，救急車に出動要請をしてから現場に到着するまで平均6分はかかる

スポーツ活動中にいつとはなく慢性的に身体的不自由をきたす発生原因の不明確な故障である（表・資料4-1）.

表・資料4-1 スポーツ傷害（外傷と障害）の種類

スポーツ外傷 （けが）		捻挫，骨折，脱臼，突き指，脳震盪，肉離れ，腱断裂など
スポーツ障害 （故障）（別名，過使用症候群）	外科的障害	テニス肘，野球肩，ジャンパー膝，腰痛症，腱鞘炎，疲労骨折，脊椎分離など
	内科的障害	心臓障害，貧血，慢性疲労など

2 応急処置とは

スポーツや体育活動現場でけがが起こったとき，治療を受けられるまでの間，応急的に受傷部位の障害を最小限にとどめ，症状の進行を遅らせるために行う方法を応急処置という．これは医師の行う医療行為とは区別されるべきものである.

3 応急処置の実際（図・資料4-2）

応急処置の基本は，RICE処置である．RICEとは，① Rest（安静），② Ice（冷却），③ Compression（圧迫），④ Elevation（拳上）の4つの処置の頭文字を並べたものである．スポーツによる打撲，捻挫や肉離れなどの四肢のけがは頻繁に起こるが，受傷直後に適切なRISE処置を行うことにより痛みが軽減され，回復期間の短縮も可能となる．この方法は誰でも手軽に行え，しかも高い効果が期待できる.

① Rest（安静）

受傷後のさらなる悪化を防ぐために，あるいは回復を促進するため，けがをした部位は安静にする．骨折や脱臼の場合，動かすと痛みや出血がひどくなる．副木，包帯，三角巾，タオル，ストッキングなどを利用して固定する.

② Ice（冷却）

氷を使って患部を冷やすことにより，炎症を抑え，痛みを軽くし，出血を最小限に抑えることができる．ビニール袋やアイスバッグに氷を入れて15～20分冷やし，患部の感覚が無くなればはずし，また痛みが出てきたら冷やす．これを1～3日繰り返し続ける．冷凍庫から出したばかりの氷は，温度が低すぎて凍傷の恐れがある．また鋭くとがった氷の角で皮膚を傷つける恐れもあるので，水といっしょに使ったり，タオルでくるんだりするのがよい．1回の冷却時間は，患者の知覚を基準として，①冷却のための痛み，②温かく感じる，③ピリピリ刺すような痛み，④無感覚，の経過をたどるので，無感覚になった時点で，いったんアイシングを中断し，しばらく時間を置いて，再度冷却を繰り返す.

③ Compression（圧迫）

出血と腫れを抑えるために，伸縮性包帯やテーピングで圧迫ぎみに固定する．圧迫が強すぎると，神経や血流の障害が起こるので，こまめに指先の感覚や皮膚の色を観察する．

④ Elevation（挙上）

患部を心臓より高く挙げることで，患部の腫れや痛みを軽くする．受傷後24時間を経過した場合も，腫れや痛みを伴う場合は，RICEを継続する．

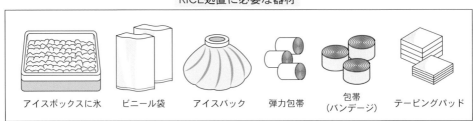

RICE処置に必要な器材

| アイスボックスに氷 | ビニール袋 | アイスバック | 弾力包帯 | 包帯（バンデージ） | テーピングパッド |

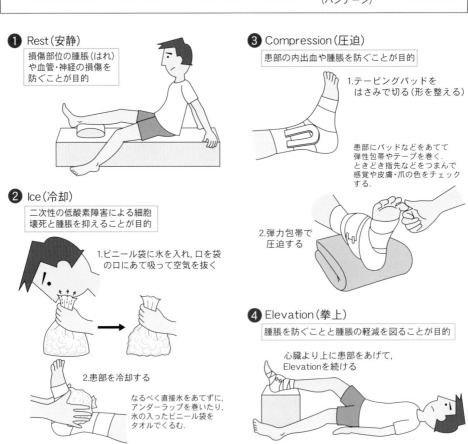

① Rest（安静）
損傷部位の腫脹（はれ）や血管・神経の損傷を防ぐことが目的

② Ice（冷却）
二次性の低酸素障害による細胞壊死と腫脹を抑えることが目的
1.ビニール袋に氷を入れ，口を袋の口にあて吸って空気を抜く
2.患部を冷却する
なるべく直接氷をあてずに，アンダーラップを巻いたり，氷の入ったビニール袋をタオルでくるむ.

③ Compression（圧迫）
患部の内出血や腫脹を防ぐことが目的
1.テーピングパッドをはさみで切る（形を整える）
患部にパッドなどをあてて弾性包帯やテープを巻く.ときどき指先などをつまんで感覚や皮膚・爪の色をチェックする.
2.弾力包帯で圧迫する

④ Elevation（挙上）
腫脹を防ぐことと腫脹の軽減を図ることが目的
心臓より上に患部をあげて，Elevationを続ける

図・資料4-2 RICE処置の実際
（日本整形外科スポーツ医学会広報委員会監修「RICE処置の実際」三笠製薬株式会社制作より引用・改変）

4 創傷の処置

皮膚組織が損傷されたものを創傷という．皮膚が損傷されると，皮膚表層にある雑菌や外界の病原体が容易に生体内に侵入する．切り傷，擦過傷（グラウンドなどでこすりつけての受傷）は，出血，感染，痛みに対して注意が必要である．

① 慌てずに

出血を見るとびっくりする人が多いが，まずは慌てないこと．特に患者を驚かすような言動は慎しむ．

② 患部を清潔に

患部が土や砂などで汚れていたら，水道水などの流水でよく洗い，異物を除去する．そうすれば，感染の原因である細菌も洗い流せる．

③ 清潔なガーゼで包む

十分に洗ったら，清潔なガーゼで患部を被い，包帯やテープで固定する．

④ 医師の診療を受ける

ガーゼで患部を圧迫し，氷などで冷やしながら，早く病院へ移送する．

⑤ 止血法

ふつうの出血はガーゼやハンカチを厚めに患部に当てて，両手指で直接強く圧迫していると止まる．数分間の圧迫で止血するが，止まらない場合は，両手で圧迫したまま病院へ移送する．

5 緊急を要するけが

大量の出血，手足の麻痺，けいれん，意識消失，強い頭痛，吐いている状態のときは，すぐに救急車や医師を呼び，安易に動かさないほうがよい．

6 とっさの場面で命を守り救うために

日本の救命救急のしくみは，交通事故の急激な増加に対応するために整備されてきた．

しかし近年，高齢者の急増に伴い，自宅などで心臓や呼吸が止まる心肺機能停止の救急患者が増え，心臓突然死の発生も毎年3万件程度に上るといわれている．日本は欧米に比べて，このような患者が病院に到着したときには，すでに手遅れになっていることが多く，病院前救護の重要性が認識されるようになった．

適切な一次救命処置（Basic Life Support：BLS）は，救急の場面での人命救助につながるが，心停止や呼吸停止してから数分が生死の分かれ目になるので，"たまたまそばに居合わせた人" の "ちょっとした勇気" が必要となる．救急蘇生法（一次救命処置と応急手当）を行うのは多くの場合一般市民で，AED（Automated External Defibrillator：自動体外式除細動器）の使用を含め，特別な資格がなくても実施することができる（図・資料4-3）．現在のように突発事故や急病の多発する環境下においては，我々の誰もが教養とし

て心肺蘇生（心臓マッサージのための胸骨圧迫と人工呼吸）法などを行える力を身につけておくことが大切である．

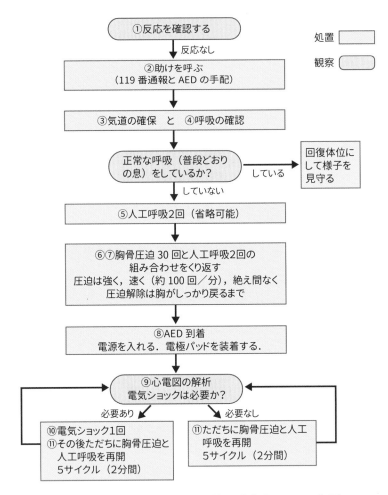

図・資料4-3 救命処置の流れ（心肺蘇生法とAEDの使用）
（「応急手当講習テキスト　AEDを用いた応急手当」東京法令出版より引用）

●参考文献

1. 「『運動基準』誕生！」健康づくり 2006 年 3 月号
2. 栗山節郎著「スポーツ傷害・救急ハンドブック」不昧堂出版
3. 日本整形外科スポーツ医学会教育研修委員会「大学生・高校生のための現場のスポーツ医学入門」ブックハウス・エイチディ
4. 茨城大学健康スポーツ教育研究会編「健康スポーツの科学」大修館書店
5. 生涯体育・スポーツ研究会編「体育を追求する」晃洋書房
6. 大学生の健康・スポーツ科学研究会編「大学生の健康・スポーツ科学」道和書院
7. 大東文化大学保健体育研究室編「総合体育」犀書房
8. 桜井悌二郎他「スポーツと健康」東京電機大学出版局
9. 渡辺好博「小児・成長期の子どものスポーツ外傷・障害に対する診療」日医雑誌，第 130 巻・第 3 号／ 2003 年 8 月 1 日，pp.405 － 407
10. 日本救急医療財団心肺蘇生法委員会監修・日本版救急蘇生ガイドライン策定小委員会編著「救急蘇生法の指針（市民用・解説編）」へるす出版
11. 財団法人救急振興財団「応急手当講習テキスト（救急車がくるまでに）」東京法令出版
12. 日本整形外科スポーツ医学会広報委員会監修「スポーツ損傷シリーズ 3. スポーツ外傷の応急処置」三笠製薬制作

索引

イラスト 健康増進科学概論 —— 第 2 版 ——
－運動・栄養・休養－

ISBN 978-4-8082-6080-4

2008 年 1 月 31 日　初版発行	著者代表 © 今 村 裕 行
2021 年 12 月 1 日　2 版発行	発 行 者　鳥 飼 正 樹
2023 年 4 月 1 日　2 刷発行	印　　刷 製　　本　三 美 印 刷 ㍿

発行所　株式会社 東京教学社

郵 便 番 号　112-0002
住　　　所　東京都文京区小石川 3-10-5
電　　　話　03（3868）2405
Ｆ　Ａ　Ｘ　03（3868）0673
http://www.tokyokyogakusha.com

イラスト

食品の安全性
第4版

小塚　諭　編

小栗 重行
岸本　満　　著
小塚　諭
清水 英世

Food Safety

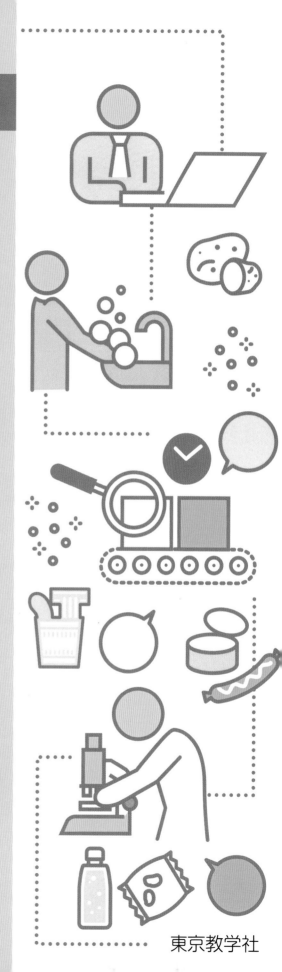

東京教学社